· 中医非物质文化遗产临床经典名著

# 伤寒论类方

清 · 徐大椿 著

U0206724

中国医药科技出版社

**图书在版编目（CIP）数据**

伤寒论类方 / （清）徐大椿著. -- 北京：中国医药
科技出版社，2025. 1. --（中医非物质文化遗产临床经
典名著）. -- ISBN 978 - 7 - 5214 - 5115 - 3

Ⅰ. R222.29

中国国家版本馆 CIP 数据核字第 2024V376V2 号

**美术编辑** 陈君杞
**版式设计** 诚达誉高

出版　**中国健康传媒集团** | 中国医药科技出版社
地址　北京市海淀区文慧园北路甲 22 号
邮编　100082
电话　发行：010 - 62227427　邮购：010 - 62236938
网址　www. cmstp. com
规格　710 × 1020mm ⅟₁₆
印张　5½
字数　89 千字
版次　2025 年 1 月第 1 版
印次　2025 年 1 月第 1 次印刷
印刷　河北环京美印刷有限公司
经销　全国各地新华书店
书号　ISBN 978 - 7 - 5214 - 5115 - 3
定价　**35. 00 元**

获取新书信息、投稿、为图书纠错，请扫码联系我们。

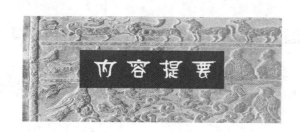

内容提要

　　《伤寒论类方》是由清代徐大椿所著，原书按照类方编排，将《伤寒论》中的113首方，分为桂枝汤类、麻黄汤类、葛根汤类、柴胡汤类、栀子汤类、承气汤类、泻心汤类、白虎汤类、五苓散类、四逆汤类、理中汤类及杂法方类，共12大类；书末对六经脉证、别症变症及刺法亦有论述。徐氏采用夹注及按语的形式，对相关的方剂及条文等进行了注解，该书"不类经而类方"，论述简洁而精辟，是研习《伤寒论》方剂的重要著作。本次整理，以乾隆年间刻印的半松斋藏版《医书六种》中《伤寒类方》为底本，规范用字和标点，并于书后新增方剂索引，力求内容准确而便于今人阅读。本书可供中医药院校师生、中医临床和科研工作者，以及中医药爱好者参考阅读。

# 《中医非物质文化遗产临床经典名著》

# 编 委 会

# 出版者的话

中国从有文献可考的夏、商、周三代，就进入了文明的时代。中国人认为自己是炎黄的子孙，若以此推算，中国的文明史可以追溯到五千年前。中华民族崇尚自然，形成了"天人合一"的信仰，中医学就是在这种信仰的基础上产生的一种传统医学。

中医的起源可以追溯到炎帝、黄帝时期，根据考古、文献记载和传说，炎帝神农氏发明了用药物治病，黄帝轩辕氏创造脏腑经脉知识，炎帝和黄帝不仅是中华民族的始祖，也是中医的缔造者。

大约在公元前1600年，商代的伊尹发明了用"汤液"治病，即根据不同的证候把药物组合在一起治疗疾病，后世称这种"汤液"为"方剂"，这种治病方法一直延续到现在。由此可见，中华民族早在3700多年前就发明了把各种药物组合为"方剂"治疗疾病，实在令人惊叹！商代的彭祖用养生的方法防治疾病，中国人重视养生的传统至今深入民心。根据西汉司马迁《史记》的记载，春秋战国时期的秦越人扁鹊善于诊脉和针灸，西汉仓公淳于意善于辨证施治。这些世代传承积累的医药知识，到了西汉时期已蔚为大观。汉文帝下诏命刘向等一批学者整理全国的图书，整理后的图书分为六大类，即六艺、诸子、诗赋、兵书、术数、方技，方技即医学。刘向等校书，前后历时27年，是对中国历史文献最为壮观的结集、整理、研究，真正起到了上对古人、下对子孙后代的承前启后的作用。后之学者，欲考中国学术的源流，可以此为纲鉴。

这些记载各种医学知识的医籍，传之后世，被遵为经典。医经中的《黄帝内经》，记述了生命、疾病、诊疗、药物、针灸、养生的原理，是中医学理论体系形成的标志。这部著作流传了 2000 多年，到现在，仍被视为学习中医的必读之书，且早在 7 世纪，就传播到了周边一些国家和地区，近代以来，更是被翻译成多种语言，在世界许多国家广泛传播。

经方医籍中记载了大量以方治病和药物的知识，其中有《汤液经法》一书，相传是伊尹所作。东汉时期，人们把用药的知识编纂为一部著作，称《神农本草经》，其中记载了 365 种药物的药性、产地、采收、加工和主治等，是现代中药学的起源。中国历代政府重视对药物进行整理规范，著名的如唐代的《新修本草》、宋代的《证类本草》，到了明代，著名医学家李时珍历经近 30 年研究，编撰了《本草纲目》一书，在世界各国产生了广泛影响。

东汉时期的张仲景，对医经、经方进行总结，创造了"六经辨证"的理论方法，编撰了《伤寒杂病论》，成为中医临床学的奠基人，至今仍是指导中医临床的重要文献。这部著作早在公元 700 年左右就传到日本等国家和地区，一直受到重视。

西晋时期，皇甫谧将《素问》《针经》和《黄帝明堂经》进行整理，编纂了《针灸甲乙经》，系统地记录了针灸的理论与实践，成为学习针灸的经典必读之书，一直传承到现在。这部著作也被翻译成多种语言，在世界各地广泛传播。

中医学在数千年的发展历程中，创造积累了丰富的医学理论与实践经验，仅就文献而言，保存下来的中医古籍就有 1 万余种。中医学独特的思想与实践，在人类社会关注健康、重视保护文化多样性和非物质文化遗产的背景下，显现出更加旺盛的生命力。

中医药学与中华民族所有的知识一样，是"究天人之际"的学问，所以，中国的学者们信守着"究天人之际，通古今之变，成一家之言"的至理。《素问·著至教论》记载黄帝与雷公讨论医道说："而道，上知天文，下知地理，中知人事，可以长久。以教众庶，亦不疑殆。医道论篇，可传后世，可以为宝。"这段话道出了中医学的本质。中医是医道，医道是文化、是智慧，《黄帝内经》中记载的都是医道。医道是究天人之际的学问，天不变，道亦不变，故可以长久，可以传之后世，可以为万世之宝。

医道可以长久，在医道指导下的医疗实践，也可以长久。故《黄帝内经》中的诊法、刺法可以用，《伤寒论》《金匮要略》《备急千金要方》《外台秘要》的医方今天亦可以用，《神农本草经》《证类本草》《本草纲目》的药今天仍可以用。

或许要问，时间太久了，没有发展吗？不需要创新吗？其实，求新是中华民族一贯的追求。如《礼记·大学》说："苟日新，日日新，又日新。"清人钱大昕有一部书叫《十驾斋养新录》，他以咏芭蕉的诗句解释"养新"之义说："芭蕉心尽展新枝，新卷新心暗已随，愿学新心养新德，长随新叶起新知。"原来新知是"养"出来的。

中华民族"和实生物，同则不继"的思想智慧，与当今国际社会提出的保护和促进文化多样性、保护人类的非物质文化遗产的需求相呼应。世界卫生组织 2000 年发布的《传统医学研究和评价方法指导总则》中，将"传统医学"定义为"在维护健康以及预防、诊断、改善或治疗身心疾病方面使用的各种以不同文化所特有的理论、信仰和经验为基础的知识、技能和实践的总和"，点明了文化是传统医学的根基。习近平总书记深刻指出："中医药学是中国古代科学的瑰宝，也是打开中华文明宝库的钥匙。"这套丛书的整理出版，也是为了打磨好中医药学这把钥匙，以期打开中华文明这个宝库。

希望这套书的再版，能够带您回归经典，重温中医智慧，获得启示，增添助力！

中国医药科技出版社

2024 年 3 月

# 整理说明

徐大椿（1693—1771），字灵胎，又名大业，晚年自号洄溪老人，江苏吴江人，清代著名医家。徐氏治学严谨，学术上主张寻本溯源、由源及流，如提出反对滥用温补、谨护元气等观点，要"推求原本"，潜心学习《内经》《金匮》等中医经典著作，后世之书也要"穷其流派、撷其精华、摘其谬误"。徐氏尊崇经典、勤奋好学、善于积累、著述颇丰，著有《难经经释》《神农本草经百种录》《医学源流论》《伤寒论类方》《兰台轨范》《医贯砭》《慎疾刍言》《洄溪医案》等书，是研读经典和临床实践的必备书籍。

徐氏所著《伤寒论类方》以方类证，归纳类方，并详列该类方之证治条文。其将仲景的113首方分为12大类，即桂枝汤类、麻黄汤类、葛根汤类、柴胡汤类、栀子汤类、承气汤类、泻心汤类、白虎汤类、五苓散类、四逆汤类、理中汤类及杂法方类，又附有六经脉证、别症变症及刺法等内容。在《伤寒论》方剂研究方面，颇具特色。

本次整理，以乾隆年间刻印的半松斋藏版《医书六种》中《伤寒类方》为底本，该版本保存完好、刻印精湛、版本优良；以清代四库全书本、日本宽政九年（1797）聿修堂藏版为校本。整理原则如下。

（1）原书为繁体竖排，现改为简体横排，并对其做标点处理。原书中的"右"表示文字位置时，按照现代排版，径改为"上"。

（2）原书目录仅包括类方及方剂，按照全书的编写体例，此次整理将"六经脉证""别症变症"等内容更新至目录，便于检索阅读。

（3）原书方剂后，部分药物的药量增减、炮制方法等为正文大字，参考其他部分律齐，径改为笺注小字。

（4）凡底本文字不误者，一律不改动原文；对底本中存在的错讹字等径改。

（5）中药名称与现代通用名不一致者，径改，不出注。如"括娄"改为"栝楼"，"白密"改为"白蜜"，"黄檗"改为"黄柏"等。

（6）书中异体字、古今字、俗体字等凡能明确其含义者，均改为今义标准简化字。如"差"改为"瘥"，"内"改为"纳"，"鞕"改为"硬"，"烦燥"改为"烦躁"等。

（7）为便于查阅，书后新增方剂索引。

由于整理者水平所限，不足之处在所难免，还望各位同道不吝指正。

整理者
2024 年 11 月

# 序

　　王叔和《伤寒例》云：今搜采仲景旧论，录其证候诊脉声色，对病真方，拟防世急。则知《伤寒论》当时已无成书，乃叔和之所搜集者，虽分定六经，而语无诠次，阳经中多阴经治法，阴经中多阳经治法，参错不一。后人各生议论，每成一书，必前后更易数条，互相訾议，各是其说，愈更愈乱，终无定论。不知此书非仲景依经立方之书，乃救误之书也。其自序云：伤夭横之莫救，所以寻求古训，博采众方。盖因误治之后，变症错杂，必无循经现症之理。当时著书，亦不过随症立方，本无一定之次序也。余始亦疑其有错乱，乃探求三十年，而后悟其所以然之故，于是不类经而类方。盖方之治病有定，而病之变迁无定，知其一定之治，随其病之千变万化，而应用不爽。此从流溯源之法，病无遁形矣。至于用药，则各有条理，解肌发汗，攻邪散痞，逐水驱寒，温中除热，皆有主方。其加减轻重，又各有法度，不可分毫假借。细分之，不外十二类。每类先定主方，即以同类诸方附焉。其方之精思妙用，又复一一注明，条分而缕悉之。随以论中用此方之症，列于方后，而更发明其所以然之故。使读者于病情药性，一目显然，不论从何经来，从何经去，而见症施治，与仲景之意，无不吻合。岂非至便之法乎！

　　余纂集成帙之后，又复钻穷者七年，而五易其稿，乃无遗憾。前宋朱肱《活人书》，亦曾汇治法于方后，但方不分类，而又无所发明，故阅之终不得其要领。此书之成，后之读《伤寒论》者，庶可以此为津梁乎！

**乾隆二十四年岁在屠维单阏阳月上浣洄溪徐大椿序**

# 目录

# 桂枝汤类一

## 桂枝汤一

桂枝三两，去皮　芍药三两　甘草二两，炙　生姜三两　大枣十二枚，擘

上五味，哎咀，以水七升，微火煮取三升，去滓，适寒温，服一升。服已须臾，啜热稀粥一升余，以助药力。桂枝本不能发汗，故须助以热粥。《内经》云：谷入于胃，以传于肺。肺主皮毛，汗所从出，啜粥充胃气，以达于肺也。观此可知伤寒不禁食矣。温覆，令一时许，遍身漐漐，微似有汗者益佳，不可令如水流漓，病必不除。此解肌之法也。若如水流漓，则动营气，卫邪仍在。若一服汗出病瘥，停后服，不必尽剂。若不汗，更服，依前法。又不汗，后服小促其间，半日许，令三服尽。若病重者，一日一夜服，周时观之。服一剂尽，病证犹在者，更作服。若汗不出，乃服至二三剂。桂枝汤全料，谓之一剂；三分之一，谓之一服。古一两，今二钱零，则一剂之药，除姜、枣，仅一两六钱零，一服不过五钱零矣。治伤寒大症，分两不过如此。一服即汗，不再服；无汗，服至二三剂，总以中病为主。后世见服药得效者，反令多服，无效者，即疑药误，又复易方，无往不误矣。禁生冷、黏滑、肉面、五辛、酒酪及臭恶等物。

太阳中风，阳浮而阴弱。风在外，故阳脉浮；卫气有邪，则不能护营，故阴脉弱。阳浮者，热自发。风为阳邪，故发热，桂枝之辛以散之。阴弱者，汗自出。芍药之酸以收之，甘草之甘以缓之。啬啬恶寒，淅淅恶风，恶风未有不恶寒者，但恶寒甚轻，非若中寒及阴经之甚也。翕翕发热，其热亦不如阳明之甚。鼻鸣干呕者，鼻鸣似属阳明，干呕似属少阳，盖三阳相近，故略有兼病，但不甚耳。桂枝汤主之。

太阳病，头痛发热，汗出恶风者，桂枝汤主之。此桂枝汤总症。

太阳病，下之后，其气上冲者，可与桂枝汤，方用前法。误治。若不上冲者，不可与之。此误下之症。误下而仍上冲，则邪气犹在阳分，故仍用桂枝发表。若不上冲，则其邪已下陷，变病不一，当随宜施治。论中误治诸

法，详观自明。

太阳病，初服桂枝汤，反烦不解者，先刺风池、风府，却与桂枝汤则愈。此非误治，因风邪凝结于太阳之要路，则药力不能流通，故刺以解其结。盖邪风太甚，不仅在卫，而在经，刺之以泄经气。风府一穴，在项上入发际一寸，大筋内，宛宛中，督脉阳维之会，刺入四分，留三呼。风池二穴，在颞颥后，发际陷者中，足少阳阳维之会，针入三分，留三呼。

太阳病，外症未解，脉浮弱者，当以汗解，宜桂枝汤。病虽过期，脉症属太阳，仍不离桂枝法。

太阳病，外症未解者，不可下也。此禁下总诀。下之为逆。欲解外者，宜服。言虽有当下之症，而外症未除，亦不可下，仍宜解外，而后下也。

太阳病，先发汗不解，而复下之，脉浮者不愈。浮为在外，而反下之，故令不愈。今脉浮，故知在外，当须解外则愈，宜服。脉浮而下，此为误下。下后仍浮，则邪不因误下而陷入，仍在太阳。不得因已汗下，而不复用桂枝也。

病常自汗出者，此为荣气和，荣气和者，外不谐，以卫气不共荣气和谐故尔。荣气和者，言荣气不病，非调和之和，故又申言之。以营行脉中，卫行脉外，复发其汗，营卫和则愈。宜桂枝汤。自汗与发汗迥别。自汗乃营卫相离，发汗使营卫相合。自汗伤正，发汗驱邪。复发者，因其自汗而更发之，则荣卫和而自汗反止矣。

病人脏无他病，时发热，自汗出，而不愈者，此卫气不和也，先其时未热之时。发汗则愈。宜桂枝汤主之。无他病，太阳诸症不必备，而惟发热自汗，故亦用桂枝汤。

伤寒不大便，六七日，宜下之候。头痛有热者，未可与承气汤。太阳症仍在，不得以日久不便而下也。按：未可二字，从《金匮》增入，《伤寒论》失此二字。其小便清者，知不在里，仍在表也，便赤为里有热。当须发汗。若头痛者，必衄。汗出而头痛未解，则蕴热在经而血动矣。宜桂枝汤。

伤寒发汗解，半日许复烦，脉浮数者，可更发汗。发汗未透，故烦。乃服药不及之故。宜桂枝汤。

伤寒，医下之，续得下利，清谷不止，里症。身疼痛者，表症。急当救里。此误下之症，邪在外而引之入阴，故便清谷，阳气下脱可危，虽表症未除，而救里为急。《伤寒论·不可下篇》云：误下寒多者，便清谷，热多者，便脓血。后身疼痛，清便自调者，急当救表。清谷已止，疼痛未除，仍从表治。盖凡病皆当先表后里，惟下利清谷，则以扶阳为急，而表症为缓也。表里分治而序不乱，后人欲以一方治数症，必至两误。救里宜四逆汤，救表宜桂枝汤。

太阳病，发热汗出者，此为荣弱卫强，故使汗出。欲救邪风者，宜桂枝汤。提出邪风二字，见桂枝为驱风圣药。

阳明病，脉迟，汗出多，微恶寒者，表未解也，可发汗，宜此方。阳明本自多汗，但不恶寒而恶热。今多汗而犹恶寒，则仍在太阳矣，虽阳明病，而治从太阳。

太阴病，脉浮者，可发汗，宜桂枝汤。太阴本无汗法，因其脉独浮，则邪仍在表，故亦用桂枝，从脉不从症也。

病人烦热，汗出则解，又如疟状，有时复热。日晡所发热者，属阳明也。日晡发热，则为阳明之潮热，而非疟矣。脉实者，宜下之。脉虚浮者，宜发汗。一症而治法迥别，全以脉为凭。此亦从脉而不从症之法。下之与大承气汤，发汗宜桂枝汤。

下利，腹胀满，里症。身疼痛者，表症。先温其里，乃攻其表。温里宜四逆汤，攻表宜桂枝汤。此节属厥阴症，未必由误治而得。然既见表症，亦宜兼治。

吐利止，而身痛不休者，当消息和解其外，宜桂枝汤小和之。里症除而表症犹在，仍宜用桂枝法，轻其剂而加减之可也。

伤寒大下后，复发汗，再误。心下痞，邪入中焦。恶寒者，表未解也，不可攻痞，当先解表，表解乃可攻痞。解表宜桂枝汤，攻痞宜大黄黄连泻心汤。苦寒开降之法，详见后。

## 桂枝加附子汤二

桂枝汤原方加附子一枚，炮，去皮，破八片

上六味，以水七升，煮取三升，去渣，温服一升。

太阳病，发汗，遂漏不止。此发汗太过，如水流漓，或药不对症之故。其人恶风，中风本恶风，汗后当愈。今仍恶风，则表邪未尽也。小便难，津液少。四肢微急，难以屈伸，四肢为诸阳之本，急难屈伸，乃津脱阳虚之象，但不至亡阳耳。若更甚而厥冷恶寒，则有阳脱之虑，当用四逆汤矣。桂枝加附子汤主之。桂枝同附子服，则能止汗回阳。

## 桂枝加桂汤三 桂枝原方加桂二两，即另立汤名，治症迥别，古圣立方之严如此。

桂枝汤原方加桂二两

上五味，以水七升，煮取三升，去滓，温服一升。

烧针令其汗，针处被寒，复感新寒。核起而赤者，必发奔豚。气从少腹上冲心者，灸其核上各一壮，不止一针，故云各一壮。与桂枝加桂汤。重加桂枝，不特御寒，且制肾气。又药味重，则能达下。凡奔豚症，此方可增减用之。

### 桂枝去芍药汤四

桂枝汤原方去芍药

上四味，以水七升，煮取三升，温服一升。

### 桂枝去芍药加附子汤五

即前方加附子一枚，炮，去皮，破八片

余依前法。

太阳病，下之后，脉促胸满者，中虚而表邪仍在。桂枝去芍药汤主之。太阳之邪未尽，故用桂枝。下后伤阴，不宜更用凉药。若微恶寒者，去芍药方中加附子汤主之。微恶寒，则阳亦虚矣，故加附子。

### 桂枝加厚朴杏仁汤六

桂枝汤原方加厚朴二两，炙，去皮　杏仁五十枚

上七味，以水七升，微火煮取三升，温服一升，覆取微似汗。

喘家作，桂枝汤加厚朴杏仁佳。《别录》：厚朴主消痰下气。《本经》：杏仁主咳逆上气。

太阳病，下之微喘者，表未解故也。此汤主之。前条乃本然之喘，此乃误下之喘，因殊而法一。

### 小建中汤七

桂枝汤原方加胶饴一升

上六味，以水七升，煮取三升，去滓，纳饴，更上微火消解。温服一升，日三服。呕家不可用建中汤，以甜故也。

伤寒，阳脉涩，阴脉弦，中官之阳气虚，则木来乘土，故阳涩而阴弦

也。法当腹中急痛，先与小建中汤。胶饴大甘，以助中宫。不瘥者，与小柴胡汤主之。治太阴不愈，变而治少阳，所以疏土中之木也，以脉弦故用此法。

伤寒二三日，心中悸而烦者，小建中汤主之。悸而烦，其为虚烦可知，故用建中汤，以补心脾之气。盖栀子汤治有热之虚烦，此治无热之虚烦也。

## 桂枝加芍药生姜人参新加汤八

桂枝汤原方芍药、生姜各增一两　加人参三两

上六味，以水一斗二升，煮取三升，去滓，温服一升。此以多煎为妙，取其味厚入阴也。

发汗后，身疼痛，表未尽。脉沉迟，气虚已甚。此汤主之。邪未尽，宜表，而气虚不能胜散药，故用人参。凡素体虚而过汗者，方可用。

## 桂枝甘草汤九

桂枝四两，去皮　甘草二两，炙

上二味，以水三升，煮取一升，顿服。此以一剂为一服者。

发汗过多，其人叉手自冒心，心下悸，欲得按者，此汤主之。发汗不误，误在过多。汗为心之液，多则心气虚。二味扶阳补中，此乃阳虚之轻者，甚而振振欲擗地，则用真武汤矣。一症而轻重不同，用方迥异，其义精矣。

## 茯苓桂枝甘草大枣汤十

茯苓半斤　桂枝四两，去皮　甘草二两，炙　大枣十二枚，擘

上四味，以甘澜水一斗，以水二斗，扬之万遍取用。按：甘澜水，大约取其动极思静之意。先煮茯苓，凡方中专重之药，法必先煮。减二升，纳诸药，煮取三升，去渣，温服一升，日三服。

发汗后，其人脐下悸者，欲作奔豚，此汤主之。心下悸，是扰胸中之阳；脐下悸，则因发汗太过。上焦干涸，肾水上救，故重用茯苓以制肾水，桂枝以治奔豚。

## 桂枝麻黄各半汤十一

桂枝一两十六铢，去皮　芍药　生姜　甘草炙　麻黄去节，各一两

大枣四枚　杏仁二十四枚，去皮及双仁者

上七味，以水五升，先煮麻黄一二沸，去上沫。欲去沫，故先煮。纳诸药，煮取一升八合，减去三之一。去滓，温服六合。一云：桂枝汤三合，麻黄汤三合，顿服。将息如上法。

太阳病，得之八九日，过经。如疟状，发热恶寒，热多寒少，邪已渐轻。其人不呕，非少阳。清便欲自可，无里热。一日二三度发，非疟象。脉微缓者，不浮不弦不大。为欲愈也。余邪欲退之象。脉微而恶寒者，此阴阳俱虚，不可更发汗、更下、更吐也。此三句，申明上文欲愈之故。盖由病气虽除，而正气亦衰，当静以养之，使胃气渐充，则荣卫自和。若更用汗、吐、下之法，益虚其气，则病从药增。医者不审，误人多矣。面色反有热色者，未欲解也。面有热色，则余邪尚郁。以其不得小汗出，身必痒，宜服。微邪已在皮肤中，欲自出不得，故身痒，以此汤取其小汗足矣。《阳明篇》云：身痒如虫行皮中状者，此以久虚故也。

按：此方分两甚轻，计共约六两，合今之秤，仅一两三四钱，分三服，只服四钱零，乃治邪退后至轻之剂，犹勿药也。

## 桂枝二麻黄一汤十二

桂枝一两十七铢，去皮　芍药一两六铢　甘草一两二铢　杏仁十六枚，去皮尖　麻黄十六铢，去节　生姜一两六铢　大枣五枚

上七味，以水五升，先煮麻黄一二沸，去上沫，纳诸药，煮取二升，去滓，温服一升，日再服。一本云：桂枝汤二升，麻黄汤一升，合为三升，分再服。

服桂枝汤，大汗出，脉洪大者，汗虽出而邪未尽。与桂枝汤，如前法。此所谓邪不尽，行复如法者也。

若形如疟，日再发者，汗出必解，桂枝二麻黄一汤主之。此与桂枝麻黄各半汤意略同，但此因大汗出之后，故桂枝略重而麻黄略轻。

## 桂枝二越婢一汤十三桂枝汤加麻黄、石膏二味。

桂枝去皮　芍药　甘草　麻黄去节，各十八铢　大枣四枚　生姜一两二铢　石膏二十四铢，碎，绵裹

上七味，以水五升，煮麻黄一二沸，去上沫，纳诸药，煮取二升，去渣，温服一升。

附越婢方：麻黄六两　甘草二两　石膏半斤　生姜三两　大枣十五枚

太阳病，发热恶寒，热多寒少，脉微弱者，此无阳也，不可更汗。此无阳与亡阳不同，并与他处之阳虚亦别。盖其人本非壮盛，而邪气亦轻，故身有寒热而脉微弱。若发其汗，必至有叉手冒心、脐下悸等症，故以此汤清疏营卫，令得似汗而解。况热多寒少，热在气分，尤与石膏为宜。古圣用药之审如此。

按：以上三方，所谓一、二、各半之说，照方计算，并不对准，未知何说？或云：将本方各煎，或一分，或二分，相和服，此亦一法。但方中又各药注明分两，则何也？存考。

## 桂枝去桂加茯苓白术汤十四

芍药三两　甘草二两，炙　生姜　茯苓　白术各三两　大枣十二枚

上六味，以水八升，煮取三升，去滓，温服一升，小便利则愈。此方专于利小便。

服桂枝汤，或下之，仍头项强痛，翕翕发热，无汗，心下满、微痛，小便不利者，此汤主之。头痛发热，桂枝症仍在也，以其无汗，则不宜更用桂枝。心下满，则用白术，小便不利，则用茯苓。此症乃亡津液而有停饮者也。

凡方中有加减法，皆佐使之药，若去其君药，则另立方名。今去桂枝，而仍以桂枝为名，所不可解。殆以此方虽去桂枝，而意仍不离乎桂枝也。

## 桂枝去芍药加蜀漆龙骨牡蛎救逆汤十五

桂枝汤原方去芍药，加蜀漆三两，洗去腥　牡蛎五两，熬　龙骨四两

上七味，以水一斗二升，先煮蜀漆，减二升，纳诸药，煮取三升，去滓，温服一升。

伤寒脉浮，医以火迫劫之，亡阳，必惊狂，以火劫其胸中之阳。起卧不安者，此汤主之。此与少阴汗出之亡阳迥别。盖少阴之亡阳，乃亡阴中之阳，故用四逆辈回其阳于肾中。今乃以火逼汗，亡其阳中之阳，故用安神之品，镇其阳于心中。各有至理，不可易也。去芍药，因阳虚不复助阴也。蜀漆去心腹邪积，龙骨、牡蛎治惊痫热气。

### 桂枝甘草龙骨牡蛎汤十六

桂枝一两，去皮　甘草二两，炙　牡蛎二两，熬　龙骨二两

上四味，以水五升，煮取二升半，去渣，温服八合，日三服。

脉浮，宜以汗解。此治脉浮之总诀。用火灸之，误治。邪无从出，因火而盛，火反入内。病从腰以下，必重而痹，名火逆也。火气在上，则阴气独治于下，故重而痹。

火逆下之，又误治。因烧针烦躁者，更误治，下之虚其阴，烧针又益其阳，则胸中益烦燥不宁矣。桂枝甘草龙骨牡蛎汤主之。镇其阴气，散其火邪，上下同治。前方惊狂，治重在心，故用蜀漆。此无惊狂象，故蜀漆不用。其症药大段相同。

### 桂枝加葛根汤十七此汤成无己本有麻黄。非！有麻黄则为葛根汤矣。

桂枝汤原方加葛根四两　桂枝　芍药各减一两　余同。

上六味，以水一斗，先煮葛根，减二升，去上沫，纳诸药，煮取三升，去渣，温服一升，覆取微似汗，不须啜粥。

太阳病，项背强几几，反汗出恶风者，几几，伸颈之象。邪气渐深，故加葛根。桂枝加葛根汤主之。

### 桂枝加芍药汤十八

桂枝汤原方芍药加一倍

上五味，以水七升，煮取三升，温服一升，日三服。

### 桂枝加大黄汤十九此二方俱治太阴症，而法不离乎桂枝。

桂枝汤原方加大黄一两　芍药一倍

上六味，以水七升，煮取三升，去滓，温服一升，日三服。

本太阳病，医反下之，误治。因而腹满时痛，属太阴也。引邪入于太阴，故所现皆太阴之症。桂枝加芍药汤主之。虽见太阴症，而太阳之症尚未罢，故仍用桂枝汤，只加芍药一倍，以敛太阴之症。

大实痛者，此句承上文腹满时痛言。腹满时痛，不过伤太阴之气，大实

痛，则邪气结于太阴矣。**桂枝加大黄汤**主之。此因误下而见太阴之症。大实痛，则反成太阴之实邪，仍用大黄引之，即从太阴出，不因误下而禁下。见症施治，无不尽然。

按：《活人书》云：桂枝汤，自西北人四时行之，无不应验。江淮间，惟冬及春可行之。春末及夏至以前，桂枝症可加黄芩一分，谓之阳旦汤。夏至后，可加知母半两，石膏一两，或加升麻一分。若病人素虚寒者，不必加减。

# 麻黄汤类二

### 麻黄汤一

麻黄<sub>三两，去节</sub> 桂枝<sub>二两，去皮</sub> 甘草<sub>一两，炙</sub> 杏仁<sub>七十个，去皮尖</sub>

麻黄三两，去节　桂枝二两，去皮　甘草一两，炙　杏仁七十个，去皮尖

上四味，以水九升，先煮麻黄，减二升，此须多煮，取其力专，不仅为去上沫，止煮一二沸矣。去上沫，纳诸药，煮取二升半，去滓，温服八合，覆取微似汗，不须啜粥，以其易发汗也。余如桂枝将息法。《活人书》云：夏至后用麻黄汤，量加知母、石膏、黄芩。盖麻黄性热，恐有发黄斑出之虑。

太阳病，头痛发热，身疼腰痛，骨节疼痛，此痛处比桂枝症尤多而重，因荣卫俱伤故也。恶风无汗而喘者。此二症乃肺气不舒之故。麻黄治无汗，杏仁治喘，桂枝、甘草治太阳诸症，无一味不紧切，所以谓之经方。

太阳与阳明合病，阳明之病象甚多，如身热不恶寒、口苦鼻干之类，但见一二症即是，不必全具也。太阳病，即上文所指者。喘而胸满者，不可下，病俱在上焦。宜麻黄汤主之。喘而胸满，此麻黄症之太阳合阳明也。

太阳病，十日以去，过经。脉浮细，邪已退。而嗜卧者，正渐复。外已解也。设胸满胁痛者，与小柴胡汤；胸满胁痛，病延日久，邪留少阳，故与此汤。脉但浮者，与麻黄汤。若果邪在少阳，脉必带弦，今但浮，则尚在太阳矣，故仍用麻黄汤，此亦从脉不从症之法。

太阳病，脉浮紧，无汗，发热，身疼痛，此乃太阳伤寒的症。经云：诸紧为寒。八九日不解，表证仍在，表证即上文数端。此当发其汗，宜麻黄汤。服药已微除，其人发烦目瞑，阳郁而不能外达。剧者必衄，衄乃解。热甚动血，血由肺之清道而出，与汗从皮毛而泄同，故热邪亦解。俗语所云红汗也。经云：阳明病，口燥，但欲漱水不欲咽者，此必衄。所以然者，阳气重故也。风郁固为热，寒郁亦为热。《内经》云：热病者，皆伤寒之类也。麻黄汤主之。此言未衄之前，可用麻黄，非衄后更用麻黄也。

脉浮者，病在表，可发汗，宜麻黄汤。此脉浮必带紧。

脉浮而数者，可发汗，宜麻黄汤。数为阳气欲出。

伤寒，脉浮紧，不发汗，失治。因致衄者，麻黄汤主之。前段衄后而解，则不必复用麻黄，衄后尚未解，则仍用此汤。

阳明病，脉浮，无汗而喘者，阳明本脉大、自汗，今乃脉浮、无汗而喘，则为麻黄汤症矣。发汗则愈，宜麻黄汤。


## 麻黄杏仁甘草石膏汤二 此即越婢汤加杏仁也。

麻黄四两，去节　杏仁五十个，去皮尖　甘草二两，炙　石膏半斤，碎，绵裹

上四味，以水七升，先煮麻黄，减二升，去上沫，纳诸药，煮取二升，去滓，温服一升。

发汗后，不可更行桂枝汤。既汗，不可再汗，津液不得重伤。汗出而喘，尚有留邪在肺，故汗出而喘。无大热者，邪已轻也。可与此汤。汗出故用石膏，喘故用麻杏。

发汗后，饮水多者，必喘。以水灌之，亦喘。此二句明致喘之所由，盖喘未必皆由于水，而饮水则无有不喘者。戒之！

下后，不可更行桂枝汤。既下，不可复汗，津液不得两伤。若汗出而喘，无大热者，可与此汤。


## 大青龙汤三 此合麻黄、桂枝、越婢三方为一方，而无芍药。

麻黄六两，去节　桂枝二两，去皮　甘草二两，炙　杏仁四十枚，去皮尖　生姜三两，切　大枣十二枚　石膏碎，如鸡子大一块

上七味，以水九升，先煮麻黄，减二升，去上沫，纳诸药，煮取三升，去滓，温服一升，取微似汗。汗出多者，温粉扑之。此外治之法，论中无温粉方。《明理论》载：白术、藁本、川芎、白芷各等分，入米粉和匀扑之。无藁本亦得。后人用牡蛎、麻黄根、铅粉、龙骨亦可。一服汗者，停后服，汗多亡阳，遂虚，恶风烦燥，不得眠也。

太阳中风，脉浮紧，紧为阴脉，故汗不易出。发热恶寒，非恶风。身疼痛，不汗出而烦燥者，邪深热郁。大青龙汤主之。若脉微弱，汗出恶风者，不可服。服之则厥逆，筋惕肉瞤，此为逆也。恶风，乃桂枝症，误服此，则汗不止而有亡阳之象矣。立此方即垂此戒，圣人之意深矣。按此方合麻桂而用石膏，何以发汗如是之烈？盖麻黄汤，麻黄用二两，而此用六两；越婢

汤，石膏用半斤，而此用鸡子大一块。一剂之药，除大枣，约共十六两，以今秤计之，亦重三两有余，则发汗之重剂矣。虽少加石膏，终不足以相制也。《少阴篇》云：脉阴阳俱紧，反汗出者，亡阳也。

伤寒脉浮缓，身不疼，但重，乍有轻时，无少阴症者，大青龙汤主之。脉不沉紧，身有轻时，为无少阴外症；不厥利吐逆，为无少阴里症。此邪气俱在外也，故以大青龙发其汗。

按：此条必有误，脉浮缓，邪轻易散；身不疼，外邪已退；乍有轻时，病未入阴，又别无少阴等症，此病之最轻者。何必投以青龙险峻之剂？此必另有主方，而误以大青龙当之者也。

### 小青龙汤四

麻黄去节　芍药　细辛　干姜　甘草　桂枝去皮，各三两　五味子半斤　半夏半斤，汤洗

上八味，以水一斗，先煮麻黄，减二升，去上沫，纳诸药，煮取三升，去滓，温服一升。

若微利者，去麻黄，加荛花如鸡子大，熬令赤色。利属下焦阴分，不可更发其阳。荛花，《明理论》作芫花，恐误。《本草》荛花、芫花，花叶相近，而荛花不常用，当时已不可得，故改用芫花，以其皆有去水之功也。若渴者，去半夏，加栝楼根三两。《本草》栝楼根主消渴。若噎者，噎，古作饐。论云：寒气相搏，则为肠鸣。医乃不知，而反饮冷水，令汗大出，水得寒气，冷必相搏，其人即饐。按：《内经》无噎字，疑即呃逆之轻者。去麻黄，加附子一枚，炮。《本草》附子温中。若小便不利，少腹满，去麻黄，加茯苓四两。小便不利而少腹满，则水不在上而在下矣，故用茯苓。若喘者，去麻黄，加杏仁半升，去皮尖。杏仁见前。

按：此方专治水气。盖汗为水类，肺为水源，邪汗未尽，必停于肺胃之间，病属有形，非一味发散所能除，此方无微不到，真神剂也。

伤寒表不解，发汗未透。心下有水气，即未出之汗。干呕发热而咳，或渴，或利，或噎，或小便不利，少腹满，或喘者，小青龙汤主之。以上皆水停心下现症。其每症治法，皆在加减中。

伤寒，心下有水气，咳而微喘，发热不渴。凡水停心下者，喘而不渴。服汤已，即小青龙汤也，渴者，此寒气欲解也，寒饮欲去。小青龙汤主之。此倒笔法，即指服汤已三字，非谓欲解之后，更服小青龙汤也。

## 麻黄附子细辛汤五

麻黄去节，二两　细辛二两　附子一枚，炮

上三味，以水一斗，先煮麻黄，减二升，去上沫，纳诸药，煮取三升，去滓，温服一升，日三服。

少阴病，始得之，反发热，脉沉者，此汤主之。少阴病三字，所该者广，必从少阴诸现症，细细详审，然后反发热，知为少阴之发热。否则，何以知其非太阳、阳明之发热耶？又必候其脉象之沉，然后益知其为少阴无疑也，凡审症皆当如此。附子、细辛，为少阴温经之药，夫人知之。用麻黄者，以其发热，则邪犹连太阳，未尽入阴，犹可引之外达。不用桂枝而用麻黄者，盖桂枝表里通用，亦能温里，故阴经诸药皆用之，麻黄则专于发表。今欲散少阴始入之邪，非麻黄不可，况已有附子，足以温少阴之经矣。

## 麻黄附子甘草汤六

麻黄去节，二两　甘草二两，炙　附子一枚，炮

上三味，以水七升，先煮麻黄一两沸，此当少煮。去上沫，纳诸药，煮取三升，去渣，温服一升，日三服。

少阴病，得之二三日，麻黄附子甘草汤，微发汗。以二三日无里症，故微发汗也。三阴经，惟少阴与太阳为表里，而位最近，故犹有汗解之理。况二三日而无里症，则其邪未深入，此方较麻黄附子细辛少轻，以其无里症也。

# 葛根汤类三

**葛根汤一** <small>此即桂枝汤加麻黄三两，葛根四两。</small>

葛根<small>四两</small>　麻黄<small>三两，去节</small>　芍药<small>二两</small>　生姜<small>三两，切</small>　甘草<small>二两，炙</small>　桂枝<small>二两，去皮</small>　大枣<small>十二枚</small>

上七味，以水一斗，先煮麻黄、葛根。<small>二味主药先煮。</small>减二升，去上沫，纳诸药，煮取三升，去渣，温服一升，覆取微似汗，不须啜粥，<small>已能发汗矣。</small>余如桂枝法将息及禁忌。

太阳病，项背强几几，无汗，恶风，葛根汤主之。<small>前桂枝加葛根汤一条，其现症亦同，但彼云反汗出，故无麻黄。此云无汗，故加麻黄也。阳明症，汗出而恶热，今无汗而恶风，则未全入阳明，故曰太阳病。</small>

<small>按：葛根，《本草》治身大热。大热，乃阳明之症也，以太阳将入阳明之经，故加此药。</small>

太阳与阳明合病者，必自下利，葛根汤主之。<small>合病全在下利一症上审出，盖风邪入胃，则下利矣。</small>

## 葛根黄芩黄连汤二

葛根<small>半斤</small>　甘草<small>二两，炙</small>　黄芩<small>三两</small>　黄连<small>三两</small>

上四味，以水八升，先煮葛根，减二升，纳诸药，煮取二升，去渣，分温再服。

太阳病，桂枝症，<small>桂枝症，即太阳伤风之正病也。</small>医反下之，大误。利遂不止，<small>邪下陷，则利无止时。</small>脉促者，表未解也。<small>促有数意，邪犹在外，尚未陷入三阴，而见沉微等象，故不用理中等法。</small>喘而汗出者，此汤主之。<small>因表未解，故用葛根。因喘汗而利，故用芩连之苦以泄之、坚之。芩、连、甘草，为治痢之主药。</small>

## 葛根加半夏汤三

葛根汤原方加半夏<small>半升，洗</small>

煎服法同。

太阳与阳明合病，不下利，前条因下利而知太阳、阳明合病，今既不下利，则合病何从而知？必须从两经本症，一一对勘，即不下利，而亦可定为合病矣。但呕者，葛根加半夏汤主之。前条太阳误下而成利，则用芩连治利，因其本属桂枝症而脉促，故止加葛根一味，以解阳明初入之邪。此条乃太阳、阳明合病，故用葛根汤全方，因其但呕，加半夏一味以止呕。随病立方，各有法度。

# 柴胡汤类四

## 小柴胡汤一

柴胡半斤　黄芩　人参　甘草炙　生姜各三两　半夏半斤　大枣十二枚

上七味，以水一斗二升，煮取六升，去渣，再煎，此又一法。取三升，温服一升，日三服。此汤除大枣，共二十八两，较今秤亦五两六钱零，虽分三服，已为重剂。盖少阳介于两阳之间，须兼顾三经，故药不宜轻。去渣再煎者，此方乃和解之剂，再煎则药性和合，能使经气相融，不复往来出入。古圣不但用药之妙，其煎法俱有精义。

若胸中烦而不呕者，去半夏、人参，不呕，不必用半夏；烦，不可用人参。加栝楼实一枚。栝楼实除胸痹，此小陷胸之法也。若渴者，去半夏，半夏能涤痰湿，即能耗津液。加人参，生津液。合前成四两半，栝楼根四两。治消渴。若腹中痛者，去黄芩，苦寒。加芍药三两。除腹痛。若胁下痞硬，去大枣，以其能补脾胃。加牡蛎四两。《别录》云：治胁下痞热。若心下悸，小便不利者，去黄芩，加茯苓四两。利小便。若不渴，外有微热者，去人参，不渴，则津液自足。加桂枝三两，微热，则邪留太阳。温覆取微似汗，愈。若咳者，去人参、大枣、二味与嗽非宜。生姜，加干姜，故去生姜。加五味子半升，干姜二两。古方治嗽，五味、干姜必同用，一以散寒邪，一以敛正气，从无单用五味治嗽之法。后人不知，用必有害，况伤热、劳怯、火呛，与此处寒饮犯肺之症又大不同，乃独用五味，收敛风火痰涎，深入肺脏，永难救疗矣。

又按：小柴胡与桂枝二方，用处极多。能深求其义，则变化心生矣。论中凡可通用之方，必有加减法。

伤寒五六日，正当传少阳之期。中风，往来寒热，太阳之寒热，寒时亦热，热时亦寒。往来者，寒已而热，热已而寒也。胸胁苦满，胸胁为少阳之位。默默不欲饮食，木邪干土。心烦喜呕，木气上逆。或胸中烦而不呕，或渴，少阳火邪。或腹中痛，木克土。或胁下痞硬，木气填郁。或心下悸，有痰饮。小便不利，或不渴，有蓄饮。身有微热，太阳未尽。或咳者，肺有留饮。**此汤主之。**少阳所现之症甚多，柴胡汤所治之症亦不一，加减法具载方末。

血弱气尽，腠理开，邪气因入，与正气相搏，结于胁下，正邪分争，往来寒热，休作有时，默默不欲饮食。脏腑相连，其痛必下，邪高痛下，故使呕也。此条申明所以往来寒热，及不欲食、下痛上呕之故，皆因正衰邪入，脏腑相牵所致，则立方之意，可推而知矣。**小柴胡汤主之。**

服柴胡汤已，渴者，属阳明也，以法治之。此必先见少阳之症，故用柴胡汤，服后而渴，则转属阳明矣。

伤寒四五日，身热恶风，颈项强，此是太阳所同。胁下满，此则少阳所独。手足温而渴者，前条之渴者属阳明，此因胁下满，则虽似阳明，不作阳明治矣。**小柴胡汤主之。**

伤寒，阳脉涩，阴脉弦，法当腹中急痛，先与小建中汤，不瘥者，**与小柴胡汤主之。**详见桂枝类中。

伤寒、中风，有柴胡症，但见一证便是，不必悉具。少阳与太阳、阳明，相为出入，一证可据，虽有他证，可兼治矣。

凡柴胡汤病证而下之，误治。若柴胡证不罢者，复与柴胡汤。凡误治而本证未罢，仍用本证之方，他经尽同，不独柴胡证也。**必蒸蒸而振，却发热汗出而解。**邪已陷下，故必振动，而后能达于外。《辨脉法篇》云：战而汗出者，其人本虚。是以发战发热汗出，邪仍从少阳而出。

伤寒十三日不解，过经二候。胸胁满而呕，此少阳的症。日晡所发潮热，此似阳明。已而微利。又现里症，药乱则症亦乱。此本柴胡症，下之而不得利，今反利者，知医以丸药下之，非其治也。以汤剂利之，不应；复以丸药利之，是谓重伤。潮热者，实也，先宜小柴胡汤以解外，虽潮热，本属少阳之邪，故仍以柴胡解外。**后以柴胡加芒硝主之。**解在后加芒硝汤下。

伤寒五六日，头汗出，微恶寒，手足冷，心下满，口不欲食，大便硬，脉细者，此为阳微结。阳气不能随经而散，故郁结不舒，非药误，即迁延所致。亦坏症之轻者。必有表，复有里也，以上诸症，有表有里，柴胡汤兼治表里。脉沉，亦在里也。脉细者，必沉。汗出为阳微，以汗为征。假令纯阴结，不得复有外证。阴则无汗。此为半在里半在表也。脉沉为里，汗出为表。脉虽沉紧，细即有紧象。不得为少阴病。所以然者，阴不得有汗，此为要诀。今头汗出，故知非少阴也，可与小柴胡汤。设不了了者，得屎而解。得汤而不了了者，以有里症，故大便硬，必通其大便，而后其病可愈。其通便之法，即加芒硝及大柴胡等方是也。

阳明病，发潮热，大便溏，小便自可，胸胁满而不去者，小柴胡汤主之。阳明潮热，乃当下之症，因大便、小便自可，则里症未具。又胸胁尝满，则邪留少阳无疑，用此汤和解之。

阳明病，胁下硬满，少阳症。不大便可下。而呕，亦少阳症。舌上白苔者，邪未结于阳明，故舌苔白，虽不大便，不可下。此要诀也。可与小柴胡汤。上焦得通，津液得下，胃气因和，身濈然汗出而解也。此四句，申明小柴胡之功效如此，所以诸症得之皆愈也。

按：少阳之外为太阳，里为阳明，而少阳居其间。故少阳之症，有兼太阳者，有兼阳明者，内中见少阳一症，即可用小柴胡汤，必能两顾得效。仲景所以独重此方也。

阳明中风，脉弦浮大，弦属少阳，浮大属阳明。而短气，腹都满，胁下及心痛，此少阳症。久按之，气不通，鼻干，不得汗，嗜卧，此症又似少阴。一身面目悉黄，小便难，此二症又似太阴。有潮热，此似阳明。耳前后肿。刺之小瘥。外不解，病过十日，脉续浮者，与小柴胡汤。脉浮虽有里症，邪仍欲外出。脉但浮，无余症者，与麻黄汤。但浮，无余症，则里症全无，必从汗解，故用麻黄汤。

此二条，明阳明中风之症，有里邪，用小柴胡，无里邪，则用麻黄，总以脉症为凭，无一定法也。若不尿，膀胱气绝。腹满加哕者，不治。论中《阳明篇》云：阳明病，不能食，攻其热必哕。所以然者，胃中虚冷故也。虚冷二字尤明，盖阳微欲尽也。又云：大吐大下，汗出怫郁，复与之水，以发其汗，因得哕。《灵枢》云：真邪相攻，气并相逆，故为哕。即呃逆也。《素问》云：病深者，其声哕。乃肺胃之气隔绝所致，兼以腹满，故不治。

本太阳病不解，转入少阳者，此为传经之邪也。胁下硬满，干呕，不能食，往来寒热，以上皆少阳本症。尚未吐下，脉沉紧者，未吐下，不经误治也。少阳已渐入里，故不浮而沉紧，则弦之甚者，亦少阳本脉。与小柴胡汤。

呕而发热者，小柴胡汤主之。但发热而非往来寒热，则与太阳、阳明同，惟呕则少阳所独，故亦用此汤。

太阳病，十日以去，脉浮细而嗜卧者，外已解也。设胸满胁痛者，与小柴胡汤；脉但浮者，与麻黄汤。解见麻黄汤。

伤寒瘥以后，更发热者，小柴胡汤主之。此复症也，非劳复，非女劳复。乃正气不充，余邪未尽，留在半表半里之间，故亦用小柴胡。复病治法，明著于此，后世议论不一，皆非正治。脉浮者，以汗解之；脉沉实者，以下解之。复症之中，更当考此二脉。如果脉见浮象，则邪留太阳，当用汗法；如脉见沉实，则里邪未尽，当用下法。但汗下不著方名者，因汗下之法不一，医者于麻黄、桂枝及承气、大柴胡等方，对症之轻重，择而用之，则无不中病矣。

妇人中风，七八日，续得寒热，发作有时，此即下文所谓如疟也。经水适断者，此为热入血室，其血必结，血因热结，而成瘀矣。故使如疟状，发作有时，小柴胡汤主之。即以治疟之法治之。

又云：妇人中风，发热恶寒，经水适来，彼云断，此云来。得之七八日，热除而脉迟身凉，外邪内伏。胸胁下满，如结胸状，谵语者，此为热入血室也。血室为中焦营气之所聚。肝藏血，心主血，营血结滞，则肝气与心经之气亦凝，故胁满而神昏谵语。当刺期门，随其实而泻之。期门在乳下第二肋端，去乳头约四寸，肝募也。厥阴、阴维之会，刺入四分。血结则为有形之症，汤剂一时难效。刺期门以泻厥阴有余之热，则尤亲切而易散。

又云：妇人伤寒发热，经水适来，昼日明了，暮则谵语，如见鬼状者，此为热入血室。昼清而夜昏者，血室属阴，病在阴经也。无犯胃气及上二焦，必自愈。此为中焦营气之疾，汗下二法，皆非所宜，小柴胡汤、刺期门，则其治也。

按：热入血室之状，此二条为最详，妇人伤寒，此症最多，前条症稍轻，后二条症尤重。男子亦有之。


## 大柴胡汤二 小柴胡去人参、甘草，加枳实、芍药、大黄，乃少阳、阳明合治之方也。

柴胡半斤　半夏半升　黄芩三两　芍药三两　生姜五两　枳实四枚
大枣十二枚

上七味，以水一斗二升，煮取六升，再煎取三升，温服一升，日三服。

此方本有大黄二两。王叔和云：若不加大黄，恐不为大柴胡也。

太阳病，过经十余日，反二三下之，一误再误。后二三日，柴胡症仍在者，如寒热呕逆之类。先与小柴胡汤。呕不止，心下急，郁郁微烦者，犹有里症。为未解也，与大柴胡汤，下之则愈。前虽已下，非下法也，以大柴胡两解之。

伤寒十余日，热结在里，此大黄之对症。复往来寒热，此柴胡之对症。与大柴胡汤。

伤寒发热，汗出不解，当用柴胡。心中痞硬，呕吐而下利者，邪内陷，故用枳实、半夏、大黄。此汤主之。

伤寒后，后者，过经之后，诸症渐轻，而未全愈也。脉沉，沉者内实也，沉为在里。下解之，宜大柴胡汤。

### 柴胡桂枝汤三此小柴胡与桂枝汤并为一方，乃少阳、太阳合病之方。

柴胡四两　黄芩　人参　桂枝　芍药　生姜各一两半　半夏二合半　甘草一两，炙　大枣六枚

上九味，水七升，煮取三升，去渣，温服一升。

伤寒六七日，发热，微恶寒，支节疼烦，以上太阳症。微呕，心下支结，以上少阳症。外症未去者，太阳症为外症。柴胡桂枝汤主之。

发汗多，亡阳，谵语者，此亡阳之轻者也。不可下，勿误以为有燥屎之谵语，故以为戒。与柴胡桂枝汤，和其营卫，以通津液，后自愈。桂枝汤，和营卫；柴胡汤，通津液，深著二汤合用之功效，而阳亡可复矣。

### 柴胡加龙骨牡蛎汤四

柴胡　龙骨　生姜　人参　茯苓　铅丹　黄芩　牡蛎　桂枝各一两半　半夏二合　大枣六枚　大黄二两

上十二味，以水八升，煮取四升，纳大黄，更煮一二沸，大黄只煮一二沸，取其生而流利也。去滓，温服一升。

伤寒八九日，下之，即陷入里。胸满，柴胡、黄芩。烦惊，龙骨、铅丹、牡蛎。小便不利，茯苓。谵语，大黄。一身尽重，不能转侧者，茯苓。此汤主之。此乃正气虚耗，邪已入里，而复外扰三阳，故现症错杂，药亦随症施治，真神化无方者也。

按：此方能下肝胆之惊痰，以之治癫痫必效。

### 柴胡桂枝干姜汤五

柴胡半斤　桂枝三两　黄芩三两　干姜　牡蛎熬　甘草各二两　栝楼根四两

上七味，以水一斗二升，煮取六升，去渣，再煎取三升，温服一升，日三服，初服微烦，复服汗出便愈。邪气已深，一时不能即出，如蒸蒸而振、发热汗出而解之类。

伤寒五六日，已发汗而复下之，一误再误。胸胁满，用牡蛎。微结，

小便不利，渴，<sub>以上皆少阳症。渴，故用栝楼。</sub>而不呕，<sub>故去半夏、生姜。</sub>但头汗出，<sub>阳气上越，用牡蛎。</sub>往来寒热，<sub>用柴、芩。</sub>心下烦者，<sub>黄芩、牡蛎。</sub>此为未解也，柴胡桂枝干姜汤主之。

### 柴胡加芒硝汤六<sub>柴胡汤原方，加芒硝，分两各不同。</sub>

柴胡<sub>二两十六铢</sub>　黄芩　甘草<sub>炙</sub>　人参　生姜<sub>各一两</sub>　半夏<sub>二十铢</sub>　大枣<sub>四枚</sub>　芒硝<sub>二两</sub>

上八味，以水四升，煮取二升，去渣，纳芒硝，更煮微沸，分温再服，不解更作。<sub>不解，不大便也。此药剂之最轻者，以今秤计之，约二两，分二服，则一服止一两耳。</sub>

<sub>按：大柴胡汤，加大黄、枳实，乃合用小承气也；此加芒硝，乃合用调胃承气也。皆少阳、阳明同治之方。</sub>

伤寒十三日不解，胸胁满而呕，日晡所发潮热，已而微利，此本柴胡证，下之而不得利，今反利者，知医以丸药下之，非其治也。潮热者，实也，先宜小柴胡汤以解外，后以柴胡加芒硝汤主之。<sub>《本草》：芒硝治六腑积聚。因其利而复下之，所谓通因通用之法也，潮热而利，则邪不停结，故较之大柴胡症，用药稍轻。</sub>

# 栀子汤类五

## 栀子豉汤一

栀子十四枚　香豉四合，绵裹

上二味，以水四升，先煮栀子，得二升半，纳豉，煮取升半，去滓，分为二服，温进一服，得吐，止后服。此剂分两最小，凡治上焦之药皆然。

发汗吐下后，诸法俱用，未必皆误，而正气已伤矣。虚烦不得眠，虚为正气虚，烦为邪气扰。发汗吐下，实邪虽去，而其余邪，因正气不充，留于上焦，故阳气扰动而不得眠也。若剧者，必反覆颠倒，心中懊憹，反覆颠倒，身不得宁也；心中懊憹，心不得安也。栀子豉汤吐之。此非汗下之所能除者，吐之而痰涎结气无不出矣。

按：汗、吐、下之后，而邪未尽，则不在经，而在肺胃之间，为有形之物，故必吐而出之。反覆颠倒，心中懊憹，摩写病状，何等详切。凡医者之于病人，必事事体贴，如若身受之，而后用药无误。

发汗若下之，而烦热，胸中窒者，烦热且窒，较前虚烦等象为稍实。栀子豉汤主之。

伤寒五六日，大下之后，误治。身热不去，心中结痛者，未欲解也。外内之邪俱未解，结痛更甚于窒矣。栀子豉汤主之。

按：胸中窒，结痛，何以不用小陷胸？盖小陷胸症，乃心下痛，胸中在心之上，故不得用陷胸。何以不用泻心诸法？盖泻心症，乃心下痞，痞为无形，痛为有象，故不得用泻心。古人治病，非但内外不失厘毫，即上下亦不逾分寸也。

阳明病，脉浮而紧，咽燥口苦，胸满而喘，发热汗出，不恶寒，反恶热，身重，以上皆阳明本症，非因误治而得者。若发汗则躁，心愦愦，反谵语，汗多阳虚。若加烧针，必怵惕，烦燥不得眠，即前以火逼汗，亡阳惊狂之意。若下之，则胃中空虚，客气动膈，心中懊憹，以前因用三法，未必合度，故病不解，各有现症如此。舌上苔者，此句乃要诀，舌上有白苔，则胸中有物，而可用吐法。否则，邪尚未结，恐无物可吐也。栀子豉汤主之。

阳明病，下之，其外有热，表邪未尽。手足温，不结胸，无实邪。心中懊憹，饥不能食，痰涎停结。但头汗出，阳邪在上，欲泄不泄。栀子豉汤主之。

下利后，更烦，按之心下濡者，濡者，湿滞之象，非窒非痛也。为虚烦也，宜栀子豉汤。

### 栀子甘草豉汤二

栀子汤原方加甘草二两，炙

上三味，以水四升，先煮栀子、甘草，取二升半，纳豉，煮取升半，分二服，温进一服，得吐便止。

### 栀子生姜豉汤三

栀子汤原方加生姜五两

先煮栀子、生姜，余俱如前法。得吐，止后服。

凡用栀子汤，病人旧微溏者，不可与服之。此服栀子汤之戒。

按：栀子清越上焦之火，与肠胃亦无大害，微溏者，即不可服，未知何义？想因大肠之气滑脱者，肺气不宜更泄也。

若少气者，栀子甘草豉汤主之。甘草能补中气。若呕者，栀子生姜豉汤主之。此二条，言凡遇当用栀子汤之病，见此二症，则加此二味也。

按：无物为呕，有物为吐。欲止其呕，反令其吐。吐之而呕反止，真匪夷所思也。

### 栀子干姜汤四

栀子十四枚　干姜二两

上二味，以水三升半，煮取一升半，去滓，分二服，温进一服。得吐，止后服。

伤寒，医以丸药大下之，下未必误，以丸药大下则误矣。身热不去，外有微邪。微烦，下后而烦，即虚烦也。此汤主之。下后，故用干姜。

### 栀子厚朴枳实汤五

栀子十四枚　厚朴四两，姜炙　枳实四枚，水浸去穰，炒煮服法同前。

伤寒，下后，心烦，即微烦。腹满，卧起不安者，烦而加之腹满，则卧起俱不宁矣。厚朴、枳实，以治腹满也。栀子厚朴汤主之。

## 栀子柏皮汤六

栀子十五枚　甘草一两　黄柏二两

上三味，以水四升，煮取升半，去滓，分温再服。

伤寒身黄发热者，栀子柏皮汤主之。《本草》：柏皮，散脏腑结热，黄疸。

## 枳实栀子豉汤七

枳实三枚　栀子十四枚　豉一升

上三味，以清浆水七升，空煮。又一煮法，浆水即淘米泔水，久贮味酸为佳。取四升，纳枳实、栀子，煮取二升，下豉，更煮五六沸，去渣，分温再服，覆令微似汗。此不取吐而取汗。

大病瘥后劳复者，劳复乃病后之余症，不在吐法，故取微汗。枳实栀子汤主之。劳复因病后气虚，邪气又结于上焦，其症不一，故不著其病形，惟散其上焦之邪足矣。后人以峻补之剂治劳复，则病变百出矣。若有宿食者，加大黄如博棋子大五六枚。此指劳复之有宿食者，治食复之法，亦在其中矣。《可吐篇》云：宿食在上脘，当吐之。

按：栀子汤加减七方，既不注定何经，亦不专治何误，总由汗吐下之后，正气已虚，尚有痰涎滞气凝结上焦，非汗下之所能除，经所云，在上者因而越之，则不动经气，而正不重伤，此为最便，乃不易之法也。古方栀子皆生用，故入口即吐。后人作汤，以栀子炒黑，不复作吐，全失用栀子之意。然服之于虚烦症亦有验，想其清肺除烦之性故在也。终当从古法生用为妙。

# 承气汤类六

## 大承气汤一

大黄<sub>四两，酒洗</sub> 厚朴<sub>半斤，炙，去皮</sub> 枳实<sub>五枚，炙</sub> 芒硝<sub>三合</sub>

上四味，以水一斗，先煮厚朴、枳实，取五升，去滓，纳大黄，煮取二升，去滓，纳硝，更上微火一两沸，分温再服，得下，余勿服。

伤寒若吐若下后，不解，<small>坏症。</small>不大便五六日，上至十余日，日晡时发潮热，不恶寒，独语如见鬼状。若剧者，发则不识人，循衣摸床，惕而不安，微喘直视，<small>以上皆阳明危症，因吐下之后，竭其中气，津液已耗，孤阳独存，胃中干燥，或有燥屎，故现此等恶症。</small>脉弦者生，涩者死。<small>弦则阴气尚存，且能克制胃实。涩则气血已枯矣。然弦者尚有可生之理，未必尽生，涩则断无不死者也。</small>微者，但发热，<small>潮热。</small>谵语者，<small>恶症皆无。</small>大承气汤主之。若一服利，止后服。<small>中病即止。</small>

阳明病，谵语，有潮热，反不能食者，<small>客热不能消谷。</small>胃中必有燥屎五六枚。若能食者，但硬尔。<small>能食非真欲食，不过粥饮犹可入口耳。不能食，则谷气全不可近，肠胃实极故也。</small>宜大承气汤下之。<small>硬即可下。</small>

<small>按：燥屎当在肠中，今云胃中，何也？盖邪气结成糟粕，未下则在胃中，欲下则在肠中。已结者，即谓之燥屎，言胃则肠已该矣。</small>

汗出谵语者，以有燥屎在胃中，此为风也。<small>阳明本自汗出，然亦有不汗出者，此指明汗出之为风，则知汗出乃表邪尚存，不汗出者，为火邪内结也。</small>须下之，过经，乃可下之。<small>此下之之时。</small>下之若早，语言必乱，<small>轻于谵语。</small>以表虚里实故也。<small>下早，则引表邪入里，故表虚而里实。</small>下之则愈，宜大承气汤。<small>虽已误下，然见谵语等症，则更下之，亦不因误下而遂不复下也。</small>

二阳并病，<small>同起者为合病。一经未罢，一经又病者，为并病。</small>太阳症罢，但发潮热，手足漐漐汗出，大便难而谵语者，<small>以上皆阳明现症。</small>下之则愈，宜大承气汤。

阳明病，下之，心中懊侬而烦，<small>此乃下之未尽，故有此实烦。</small>胃中有

25

燥屎者，可攻，<sub>胃中燥屎，必别有现症。</sub>腹微满，初头硬，后必溏，不可下也。<sub>仅微满则无燥屎，故不可攻。若有燥屎者，宜大承气汤。</sub>

病人烦热，汗出则解，又如疟状，日晡所发热者，属阳明也。脉实者，宜下之；脉虚浮者，宜发汗。下之，与大承气汤，发汗，宜桂枝汤。<sub>详解前桂枝汤下。</sub>

大下后，六七日不大便，烦不解，腹满痛者，此有燥屎也。所以然者，本有宿食故也。<sub>惟有宿食，故虽大下，而燥屎终未尽。宜大承气汤。</sub>

病人不大便五六日，绕脐痛，<sub>正在燥屎之位。</sub>烦燥，发作有时者，此有燥屎，故令不大便也。

病人小便不利，大便乍难乍易，时有微热，喘冒不能卧者，有燥屎也。<sub>喘冒不卧，燥屎现症，宜大便有难无易。所以乍易者，以小便不利之故，燥屎不以易便而去也。</sub>宜大承气汤。<sub>以上三条，皆证明有燥屎之法。</sub>

得病二三日，脉弱，无太阳、柴胡症，烦燥，心下硬。<sub>邪热入里。</sub>至四五日，<sub>又隔二日。</sub>虽能食，以小承气汤，少少与，微和之，<sub>不必用全方，只通其胃气而已，又用药之一法。</sub>令小安，至六日，<sub>又隔一日，而病未除。</sub>与大承气汤一升。<sub>亦不必用全方。古人用药，虽现症凿凿，而轻方小试，敬慎小心如此。</sub>若不大便六七日，小便少者，虽不能食，但初头硬，后必溏，<sub>小便不利，则水谷未尽分，大便犹湿也。</sub>攻之必溏。须小便利，屎定硬，乃可攻之，<sub>以小便之利否，定宜下、不宜下。又一法。</sub>宜大承气汤。

伤寒六七日，目中不了了，睛不和，<sub>皆阳盛之象。</sub>无表里症，<sub>邪已结在里。</sub>大便难，身微热者，此为实也。<sub>邪结为实。</sub>急下之，宜大承气汤。

阳明病，<sub>此三字，包阳明诸症。</sub>发热汗多者，急下之。<sub>此重在汗多，恐内热甚而逼阳于外，以致亡阳也。</sub>宜大承气汤。

发汗不解，腹满痛者，<sub>不解二字，必兼有阳明症，加以腹满且痛，则实邪有征矣。</sub>急下之，宜大承气汤。

腹满不减，减不足言。<sub>虽略减而仍腹满也。</sub>当下之，宜大承气汤。<sub>以上诸条，举当下之一二症，即用下法。然亦必须参观他症，而后定为妥。</sub>

阳明、少阳合病，必下利，其脉不负者，顺也；负者，失也。<sub>少阳属木，脉当弦紧，阳明属土，脉当洪缓。若少阳脉胜为负，阳明脉胜为不负也。《厥阴篇》云：少阴负趺阳者，为顺也。少阴属水，趺阳属土，土能胜水，则胃气尚强，故为顺，即此意。但彼处乃手足厥冷之利，故属少阴，此则属少阳为异耳。</sub>互相克贼，名为负也。脉滑而数者，有宿食也，<sub>滑数则阳明之脉，</sub>

独见而过盛，此为实邪，故知有宿食。当下之，宜此汤。

寸口脉浮而大，按之反涩，尺中亦微而涩，有食而反微涩，此气结不通之故。故知有宿食，当下之，宜大承气汤。

少阴病，得之二三日，阳邪初转入阴。口燥舌干者，急下之，阳邪传阴，肾水欲涸，故当急去其邪，以保津液。宜大承气汤。

少阴病，自利清水，色纯青，纯青则非寒邪，乃肝邪入肾也。《难经》云：从前来者，为实邪。心下必痛，口干燥者，二症尤见非寒邪。急下之，宜大承气汤。二条俱重口干，知为热邪无疑。

少阴病，六七日，腹胀，不大便者，急下之，不便而胀，为日又久，是以当下。宜大承气汤。

下利，三部脉皆平，无外邪症。按之心下硬者，实邪，有形。急下之，宜大承气汤。

下利，脉迟而滑者，内实也。利未欲止，当下之，宜大承气汤。

下利，不欲食者，以有宿食故也。伤食，恶食。凡禁口利，亦必因宿食之故。当须下之，宜大承气汤。

下利瘥后，至其年、月、日复发者，以病不尽故也。当下之，宜大承气汤。

下利，脉反滑，当有所去，脉滑，则实邪不留。下之乃愈，宜大承气汤。

病腹中满痛者，此为实也，当下之，宜大承气汤。

脉双弦而迟者，必心下硬，木邪乘土。脉大而紧者，阳中有阴也。大为阳，紧为阴。可以下之，宜大承气汤。

按：以上七条，见《伤寒论》可下条内，似指杂症可下法，不入六经治法中。


**小承气汤**二 大承气去芒硝，厚朴、枳实亦减。

大黄四两　厚朴二两　枳实三枚

上三味，以水四升，煮取一升二合，去渣，分温二服。初服汤，当更衣；不尔者，尽饮之。若更衣，勿服。

阳明病，脉迟，虽汗出，不恶寒者，凡汗出者，皆恶寒。其身必重，短气腹满而喘，有潮热者，以上皆内实之症。此外欲解，不恶寒。可攻里也。手足濈然汗出者，此大便已硬也，四支为诸阳之本，濈然汗出，阳气已盛于土中矣。以此验大便之硬。又一法。大承气汤主之。若汗多，微发热、恶寒者，外未解也，其热未潮，未可与承气汤。若腹大满不通者，可与小承气汤，微和胃气，勿令大泄下。腹满不通，虽外未解，亦可用小承气，此方乃和胃之品，非大下之峻剂故也。

阳明病，潮热，大便微硬者，可与大承气汤；不硬者，不可与之。潮热而便不硬，亦禁下。若不大便，六七日，恐有燥屎。欲知之法，少与小承气汤，入腹中，转失气者，此有燥屎也，此以药探之。又一法。乃可攻之。若不转失气者，此但初头硬，后必溏，不可攻之，攻之，必胀满不能食也；邪气因正虚而陷入。欲饮水者，与水则哕；寒热相争则哕。其后发热者，必大便复硬而少也，重伤津液。以小承气汤和之，仍用小承气，以大便硬故也。不转失气者，慎不可攻也。又再申前戒，圣人之慎下如此。

阳明病，其人多汗，以津液外出，胃中燥，大便必硬，硬则谵语。谵语由便硬；便硬由胃燥；胃燥由汗出，津液少。层层相因，病情显著。小承气汤主之。若一服谵语止，更莫复服。

阳明病，谵语，发潮热，脉滑而疾者，小承气汤主之。因滑疾则易下，故止用小承气。因与小承气汤一升，腹中转失气者，更服一升。若不转失气，勿更与之。明日不大便，脉反微涩者，里虚也，为难治，攻之不应，是为难治。不可更与承气也。

太阳病，若吐、若下、若发汗后，过治。微烦，小便数，大便因硬者，因字当著眼，大便之硬，由小便数之所致。盖吐、下、汗已伤津液，而又小便太多，故尔微硬，非实邪也。小承气汤和之，愈。

下利谵语者，有燥屎也。利而仍谵语，邪火不因利而息，则必有燥屎。盖燥屎不因下利而去也。后医见利则不复下，岂知燥屎之不能自出乎？

### 调胃承气汤三

大黄四两，去皮，清酒洗　甘草二两，炙　芒硝半升

上三味，以水三升，先煮大黄、甘草，取一升，去滓，纳芒硝，更上火微煮令沸，少少温服之。

按：芒硝善解结热之邪。大承气用之，解已结之热邪；此方用之，以解将结之热邪。其能调胃，则全赖甘草也。

伤寒脉浮，自汗出，小便数，心烦，微恶寒，脚挛急，反与桂枝汤攻其表，此误也。得之便厥，咽中干，烦燥吐逆者，作甘草干姜汤

与之，以复其阳。若厥愈足温者，更作芍药甘草汤与之，其脚即伸。若胃气不和，谵语者，少与调胃承气汤。阴阳错杂之症，多方以救之，必有余邪在胃，故少与以和之。余详杂方条。

发汗后恶寒者，虚故也。不恶寒，但热者，实也。当和胃气，与调胃承气汤。此必发汗后无他症，但现微寒、微热，故止作虚实观。否则，安知非更有余邪，将复变他症耶？

太阳病未解，脉阴阳俱停，脉法无停字，疑似沉滞不起，即下微字之义。寸为阳，尺为阴。先振栗汗出乃解。阴阳争而复和。但阳脉微者，先汗出而解。当发其阳。但阴脉微者，下之而解。当和其阴。若欲下之，宜调胃承气汤。按：此微字，即上停字之意，与微弱不同。微弱，则不当复汗下也。

伤寒十三日不解，二候。过经谵语者，以有热也，当以汤下之。如大、小承气之类。若小便利者，大便当硬，而反下利，脉调和者，此言下后之症。知医以丸药下之，非其治也。下非误，下之法误。若自下利者，脉当微厥，今反和者，知为内实也，调胃承气汤主之。当下而下非其法，余邪未尽，仍宜更下。

太阳病，过经十余日，心下温温欲吐，而胸中痛，大便反溏，腹微满，郁郁微烦，以上皆类少阳症。先其时自极吐下者，邪气乘虚陷入。与调胃承气汤。以涤胃邪。若不尔者，不可与。未经吐下，则邪在半表半里，不得用下法。但欲呕，胸中痛，微溏者，此非柴胡症，以呕，故知极吐下也。此段疑有误字。

阳明病，不吐不下、心烦者，未经吐下而心烦，中气实也。可与调胃承气汤。

太阳病三日，发汗不解，蒸蒸发热者，属胃也，外邪已解，内热未清。此汤主之。

伤寒吐后，腹胀满者，已吐而胃中仍满，则非上越所能愈，复当下行矣。与调胃承气汤。

## 桃核承气汤四

桃仁五十个，去皮尖　大黄四两　甘草二两　桂枝二两　芒硝二两

上五味，以水七升，煮取二升半，去滓，纳芒硝，更上火，微沸，下火。先令温服五合，日三服，当微利。微利则仅通大便，不必定下血也。

太阳病不解，热结膀胱，太阳之邪，由经入腑。其人如狂，血自下，下者愈。膀胱多气多血，热则血凝，而上干心包，故神昏而如狂；血得热而行，故能自下，则邪从血出，与阳明之下燥屎同。其外不解者，尚未可攻，外不解而攻之，则邪反陷入矣。当先解外，宜桂枝汤。外解已，但小腹急结者，乃可攻之，宜桃核承气汤。小腹急结，是蓄血现症。

按：宜桂枝汤四字，从《金匮》增入。

## 抵当汤五

水蛭熬　虻虫去翅足，熬，各三十六个　大黄三两，酒浸　桃仁去皮尖，二十个

上四味，以水五升，煮取三升，去渣，温服一升。不下，再服。

太阳病六七日，过经。表症仍在，脉微而沉，向里。反不结胸，向下。其人发狂者，以热在下焦，少腹当硬满，外症。小便自利者，内症。下血乃愈。所以然者，以太阳随经，瘀血在里故也，抵当汤主之。此亦热结膀胱之症。前桃核承气，乃治瘀血将结之时，抵当，乃治瘀血已结之后也。

太阳病，身黄，脉沉结，少腹硬，小便不利者，为无血也。以上皆似血症谛，因小便不利，安知非湿热不行之故，不可断为有血也。小便自利，其人如狂者，血症谛也，并无湿热而如狂，非蓄血而何？如此审证，无遁形矣。抵当汤主之。

阳明症，其人喜忘者，必有蓄血。心主血，血凝则心气结，而失其官矣。蓄不甚，故不狂。所以然者，本有久瘀血，故令喜忘。此乃旧病，非伤寒时所得者。屎虽硬，大便反易，血性滑利。其色必黑，浮血亦有随便而下者。宜抵当汤下之。

病人无表里症，发热七八日，过经。虽脉浮数者，可下之。脉虽浮数，而无表里症，则其发热竟属里实矣。七八日，故可下。假令已下，脉数不解，合热则消谷善饥。脉数不解，邪本不在大便也。消谷善饥，蓄血本不在水谷之路，故能食。至六七日，蓄血更久。不大便者，有瘀血也，宜抵当汤。其脉数不解，而下不止，必协热而便脓血也。此指服汤后之变症，热邪不因下而去。又动其血，则血与便合为一，而为便脓血之症。又当别有治法。

按：瘀血，又有但欲漱水、不欲咽之症。盖唇口干燥，而腹中不能容水也。

## 抵当丸六

水蛭<sub>熬</sub> 虻虫<sub>去翅足，熬，各二十个</sub> 大黄<sub>三两，酒洗</sub> 桃仁三十五个，去皮尖

上四味，捣分为四丸，以水一升，煮一丸，取七合服，晬时当下血；不下，更服。晬，一周时也。

伤寒有热，少腹满，应小便不利，今反利者，为有血也，当下之，不可余药，宜抵当丸。热而少腹满，又小便不利，必兼三者，乃为血证谛。不可余药，谓此症须缓下其血，用丸使之徐下。

## 十枣汤七

芫花<sub>熬</sub> 甘遂 大戟<sub>等分</sub> 大枣<sub>十枚</sub>

上三味，各别捣为散，以水一升半，先煮大枣肥者，取八合，去滓，纳药末，强人服一钱匕，羸人服半钱，得快下利后，糜粥自养，平旦温服。若下少，病不除者，明日更服。

太阳中风，下利呕逆，表解者，乃可攻之。其人漐漐汗出，发作有时，头痛，心下痞硬满，引胁下痛，水停也。干呕短气，汗出不恶寒者，此表解里未和也，不恶寒，为表解。以上诸症，皆里不和，凡蓄水之症皆如此，不特伤寒为然也。十枣汤主之。服此汤以下蓄饮。

## 大陷胸汤八

大黄<sub>六两，去皮</sub> 芒硝<sub>一升</sub> 甘遂<sub>一钱匕</sub>

上三味，以水六升，先煮大黄，取二升，去滓，纳芒硝，煮一两沸，纳甘遂末，温服一升。得快利，止后服。

太阳病，脉浮而动数，浮则为风，数则为热，动则为痛，数则为虚，头痛发热，微盗汗出，而反恶寒者，表未解也，医反下之，经云：病发于阳而反下之，热入因作结胸是也。动数变迟，正气益虚。膈内拒痛，胃中空虚，客气动膈，短气烦燥，心中懊侬，阳气内陷，心下因硬，则为结胸。此段明所以致结胸之由，及结胸之状最详。乃因邪在上焦，误下以虚其上焦之气，而邪随陷入也。此症与承气法迥殊。若不结胸，但头汗出，

余处无汗，剂颈而还，小便不利，身必发黄也。此乃误下，而邪气不陷入上焦，反郁于皮肤肌肉之间，故现此等症。

伤寒六七日，结胸热实，脉沉而紧，心下痛，按之石硬者，此段申结胸之象尤明。大陷胸汤主之。

伤寒十余日，过经。热结在里，复往来寒热者，与大柴胡汤。但结胸，无大热者，此为水结在胸胁也。结胸本无他物，气与水所停也。但头汗出者，热结在上。大陷胸汤主之。

太阳病，重发汗而复下之，不大便五六日，舌上燥而渴，胸有蓄饮。日晡所，小有潮热，从心上至少腹硬满而痛，不可近者，已汗下而大痛如此，知非有物之实邪矣。前云膈内拒痛，又云心下石硬，专指上焦说。此云从心上至少腹硬满痛，则上下皆痛，其根总由心上而起，与承气症自殊。大陷胸汤主之。

伤寒五六日，呕而发热者，柴胡汤证具，而以他药下之，误治。柴胡证仍在者，复与柴胡汤。此虽已下之，不为逆，必蒸蒸而振，却发热汗出而解。邪向里而更虚，故汗出为难。若心下满而硬痛者，此汤主之。

## 大陷胸丸九

大黄半斤　葶苈子熬　芒硝　杏仁各半升，去皮尖，熬黑

上四味，捣筛二味，纳杏仁、芒硝，合研如脂，和散，取如弹丸一枚，别捣甘遂末一钱匕，白蜜二合，水二升，煮取一升，温顿服之，一宿乃下。如不下，更服，取下为效。

病发于阳，而反下之，热入因作结胸。病发于阴，而反下之，热入因作痞。此明所以致结胸与痞之故。发热恶寒之症，则热入于阳位而作结胸；无热恶寒之症，则热入于阴位而作痞。故治结胸用寒剂，治痞用温剂也。所以成结胸者，以下之太早故也。二病未尝不可下，但各有其时，不可过早耳。

结胸者，项亦强，如柔痉状，此陷胸之外症。下之则和，宜大陷胸丸。

## 小陷胸汤十

黄连一两　半夏半升，汤洗　栝楼实大者一枚

上三味，以水六升，先煮栝楼，取三升，去渣，纳诸药，煮二升，去渣，分温三服。一服未和，再服，微解，下黄涎，便安也。

按：大承气所下者燥屎，大陷胸所下者蓄水，此所下者为黄涎。涎者，轻于蓄水，而未成水者也。审病之精，用药之切，如此。

小结胸病，正在心下，按之则痛，上不至心，下不及少腹，必按之方痛，非不可近手，与大陷胸症迥别。脉浮滑者，不若大陷胸症之沉紧，其邪未入深也。小陷胸汤主之。

## 白散十一

桔梗　贝母各三分。古法二钱五分为一分　巴豆一分，去皮心，熬黑，研如脂

上三味，为散，纳巴豆，更于臼中杵之，以白饮和服，强人服半钱匕，今秤约重三分。羸者减之。

病在膈上必吐，在膈下必利。不利，进热粥一杯；利过不止，进冷粥一杯。巴豆得热则行，得冷则止。身热皮粟不解，畏冷起寒粟。欲引衣自覆者，若以水潠之、洗之，益令热却不得出，当汗而不汗，则烦。假令汗出已，腹中痛，与芍药三两，如上法。

寒实结胸，结胸皆系热陷之症，此云寒实，乃水气寒冷所结之痰饮也。无热症者，与三物小陷胸汤，白散亦可用。按：《活人书》云与三物白散，无小陷胸汤亦可用七字，盖小陷胸寒剂，非无热之所宜也。

## 麻仁丸十二 即小承气加芍药、二仁也。

麻子仁二升　芍药　枳实各半升　大黄　厚朴　杏仁各一升，去皮尖，熬，别研作脂

上六味，为末，炼蜜和丸如梧桐子大，饮服十丸，渐加，以知为度。

趺阳脉浮而涩，浮则胃气强，阳盛。涩则小便数，阴不足。浮涩相搏，大便则难，其脾为约。此即论中所云：太阳、阳明者，脾约是也。麻仁丸主之。太阳正传阳明，不复再传，故可以缓法治之。

# 泻心汤类七

### 生姜泻心汤一

生姜四两　甘草炙　人参　黄芩各三两　半夏半升　黄连　干姜各一两　大枣十二枚

上八味，以水一斗，煮取六升，去渣，煎取三升，温服一升，日三服。

伤寒，汗出解之后，胃中不和，心下痞硬，干噫食臭，胁下有水气，腹中雷鸣下利者，生姜泻心汤主之。汗后而邪未尽，必有留饮在心下。其症甚杂，而方中诸药，一一对症。内中又有一药治两症者，亦有两药合治一症者，错综变化，攻补兼施，寒热互用，皆本《内经》立方诸法，其药性又有与《神农本草》所载无处不合。学者能于此等方讲求其理，而推广之，则操纵在我矣。

凡泻心诸法，皆已汗、已下、已吐之余疾。

### 甘草泻心汤二 即生姜泻心汤去人参、生姜，加甘草一两。

甘草四两，炙　黄芩　干姜各三两　半夏半升　黄连一两　大枣十二枚

上六味，以水一斗，煮取六升，去渣，再煎取三升，温服一升，日三服。

伤寒中风，医反下之，其人下利，日数十行，谷不化，腹中雷鸣，心下痞硬而满，干呕，心烦不得安。医见心下痞，谓病不尽，复下之，其痞益甚，此非热结，但以胃中虚，两次误下，故用甘草以补胃，而痞自除，俗医以甘草满中，为痞呕禁用之药，盖不知虚实之义者也。客气上逆，故使硬也。甘草泻心汤主之。

### 半夏泻心汤三

半夏半升　黄芩　干姜　甘草炙　人参各三两　黄连一两　大枣十

二枚

上七味，以水一斗，煮取六升，去渣，再煎取三升，温服一升，日三服。

伤寒五六日，呕而发热者，柴胡汤症具，而以他药下之，柴胡证仍在者，复与柴胡汤。此虽已下之，不为逆。必蒸蒸而振，却发热汗出而解。本症仍在，则即用本方治之。若心下满而不痛者，此为痞，又指不痛二字，痞症尤的。柴胡不中与之，宜半夏泻心汤。以上三泻心之药，大半皆本于柴胡汤，故其所治之症，多与柴胡症相同，而加治虚、治痞之药耳。

### 大黄黄连泻心汤四

大黄二两　黄连一两

上二味，以麻沸汤二升渍之，须臾，绞去渣，分温再服。此又法之最奇者，不取煎而取泡，欲其轻扬清淡，以涤上焦之邪。

脉浮而紧，而复下之，紧反入里，则作痞。紧脉为阴，此所谓病发于阴，下之作痞是也。按之自濡，但气痞耳。并无胁下之水。心下痞，按之濡，其关上浮者，邪气甚高。大黄黄连泻心汤主之。

伤寒大下后，复发汗，再误。心下痞，恶寒者，表未解也。不可攻痞，当先解表，表解乃可攻痞。解表宜桂枝汤，攻痞宜此汤。详见前桂枝类中。

### 附子泻心汤五

大黄二两，酒浸　黄连炒　黄芩炒，各一两　附子一枚，去皮，别煮取汁

上四味，切三味，以麻沸汤二升渍之，须臾，绞去渣，纳附子汁，分温再服。此法更精，附子用煎，三味用泡，扶阳欲其热而性重，开痞欲其生而性轻也。

心下痞，而复恶寒汗出者，附子泻心汤主之。此条不过二语，而妙理无穷。前条发汗之后恶寒，则用桂枝；此条汗出恶寒，则用附子。盖发汗之后，汗已止而犹恶寒，乃表邪未尽，故先用桂枝以去表邪；此恶寒而仍汗出，则亡阳在即，故加入附子以回阳气。又彼先后分二方，此并一方者，何也？盖彼有表，复有里；此则只有里病，故有分有合也。

### 黄连汤六 即半夏泻心汤去黄芩加桂枝。

黄连　甘草炙　干姜　桂枝去皮,各三两　人参二两　半夏半升
大枣十二枚

上七味,以水一斗,煮取六升,去渣,温服一升,日三夜二服。
治上焦之病,故服药宜少而数。

伤寒胸中有热,胃中有邪气,腹中痛,欲呕吐者,黄连汤主之。
诸泻心之法,皆治心胃之间,寒热不调,全属里症。此方以黄芩易桂枝,去泻心
之名,而曰黄连汤,乃表邪尚有一分未尽,胃中邪气,尚当外达,故加桂枝一味,
以和表里,则意无不到矣。

### 黄芩汤七

黄芩三两　甘草炙　芍药各二两　大枣十二枚
上四味,以水一斗,煮取三升,去渣,温服一升,日再夜一服。

### 黄芩加半夏生姜汤八

黄芩三两　甘草炙　芍药各二两　半夏半升　生姜三两　大枣十二枚
上六味,以水一斗,煮取三升,去渣,温服一升,日再夜一服。

太阳与少阳合病,自下利者,与黄芩汤。若呕者,黄芩加半夏生
姜汤主之。下利即专于治利,不杂以风寒表药,此亦急当救里之义;若呕,亦
即兼以止呕之药。总之,见症施治,服药后而本症愈,复见他症,则仍见症施治,
可推而知也。

### 干姜黄连黄芩人参汤九

干姜　黄连　黄芩　人参各三两
上四味,以水六升,煮取二升,去渣,分温再服。

伤寒本自寒下,本症。医复吐下之,误治。寒格,更逆吐下,若食
入口即吐,干姜黄连黄芩人参汤主之。

此属厥阴条,寒格自用干姜,吐下自用芩连。因误治而虚其正气,则用人参,
分途而治,无所不包,又各不相碍。古方之所以入化也。

## 旋覆代赭汤十

旋覆花三两　人参二两　生姜五两　甘草三两，炙　半夏半升　代赭石一两　大枣十二枚

上七味，以水一斗，煮取六升，去渣，再煎取三升，温服一升，日三服。

伤寒发汗，若吐、若下，解后，病久治多，未必皆属误治。心下痞硬，噫气不除，《灵枢·口问篇》云：寒气客于胃，厥逆从下上散，复出于胃，故为噫。俗名嗳气。皆阴阳不和于中之故。**旋覆代赭汤主之。**此乃病已向愈，中有留邪，在于心胃之间，与前诸泻心法，大约相近。《本草》云：旋覆治结气、胁下满，代赭治腹中邪毒气。加此二物以治噫，余则散痞补虚之法也。

## 厚朴生姜甘草半夏人参汤十一

厚朴半斤，炙，去皮　生姜　半夏各半斤　甘草二两　人参一两

上五味，以水一斗，煮取三升，去滓，温服一升，日三服。

发汗后，腹胀满者，此汤主之。发汗后，则邪气已去，而犹腹胀满，乃虚邪入腹，故以厚朴除胀满，余则补虚助胃也。

# 白虎汤类八

### 白虎汤一

知母六两　石膏一斤　甘草二两，炙　粳米六合

上四味，以水一斗，煮米熟汤成，火候。去滓，温服一升，日三服。

伤寒，脉浮滑，此表有热，里有寒，此寒热二字，必倒误。乃表有寒，里有热也。观下条脉滑而厥者，里有热也，凿凿可证。《活人书》作"表里有热"，亦未稳。白虎汤主之。

伤寒脉滑而厥者，热厥。里有热也，白虎汤主之。

三阳合病，腹满身重，难以转侧，口不仁而面垢，谵语遗尿，以上皆阳明热症之在经者，以三阳统于阳明也。但身重腹满，则似风湿，宜用术附；面垢谵语，则似胃实，宜用承气。此处一惑，生死立判，如何辨别，全在参观脉症，使有显据，方不误投。发汗则谵语；阳从此越。下之则额上生汗，手足逆冷。阴从此脱。若自汗者，白虎汤主之。自汗则热气盛于经，非石膏不治。

按：亡阳之症有二，下焦之阳虚，飞越于外，而欲上脱，则用参附等药以回之；上焦之阳盛，逼阴于外，而欲上泄，则用石膏以收之。同一亡阳而治法迥殊，细审之自明，否则死生立判。

### 白虎加人参汤二

白虎汤原方加人参三两

煮服同前法。

服桂枝汤，大汗出后，大烦渴不解，脉洪大者，此汤主之。烦渴不解，因汗多而胃液干枯，邪虽去而阳明之火独炽，故用此以生津止汗，息火解烦。汗后诸变不同，总宜随症用药。

伤寒若吐、若下后，前汗后，此吐下后。七八日不解，热结在里，表里俱热，此四字为白虎对症。时时恶风，表邪未尽。大渴，舌上干燥而

烦，欲饮水数升者，胃液已尽，不在经，不在腑，亦非若承气症之有实邪。因胃口津液枯竭，内火如焚，欲引水自救。故其象如此，与热邪在腑者迥别。**此汤主之。**

**伤寒无大热，**热在内。**口燥渴，心烦，背微恶寒者，**此亦虚燥之症。微恶寒，谓虽恶寒而甚微。又周身不寒，寒独在背，知外邪已解。若大恶寒，则不得用此汤矣。**此汤主之。**

**伤寒脉浮，发热无汗，**无汗二字，最为白虎所忌。**其表不解者，**恶寒。**不可与白虎汤。渴欲饮水，无表症者，**不恶寒。**白虎加人参汤主之。**白虎加参汤，大段治汗、吐、下之后，邪已去，而有留热在于阳明。又因胃液干枯，故用之以生津解热。若更虚羸，则为竹叶石膏汤症矣。壮火食气，此方泻火，即所以生气也。

### 竹叶石膏汤三

竹叶二把　石膏一斤　半夏半升　人参三两　麦门冬一升　甘草二两
粳米半升

上七味，以水一斗，煮取六升，去滓，纳粳米，煮米熟汤成，又一煮法。去米，温服一升，日三服。

**伤寒解后，虚羸少气，**人参、麦冬。**气逆欲吐者，**半夏、竹叶。**竹叶石膏汤主之。**此仲景先生治伤寒愈后调养之方也。其法专于滋养肺胃之阴气，以复津液。盖伤寒虽六经传遍，而汗、吐、下三者，皆肺胃当之。又《内经》云：人之伤于寒也，则为病热。故滋养肺胃，岐黄以至仲景，不易之法也。后之庸医，则用温热之药峻补脾肾，而千圣相传之精义，消亡尽矣。

# 五苓散类九

### 五苓散一

猪苓十八铢，去皮　泽泻一两六铢　白术十八铢　茯苓十八铢　桂枝半两，去皮

上五味，为末，以白饮和服方寸匕，日三服，多饮暖水，汗出愈。服散，取其停留胸中，多饮暖水，取其气散营卫。

太阳病，发汗后，大汗出，胃中干，烦燥不得眠，欲得饮水者，少少与饮之，令胃气和则愈。若脉浮，小便不利，微热消渴者，与五苓散主之。胃中干而欲饮，此无水也，与水则愈；小便不利而欲饮，此蓄水也，利水则愈。同一渴，而治法不同，盖由同一渴，而渴之象及渴之余症，亦各不同也。

发汗已，脉浮数，烦渴者，五苓散主之。汗不尽，则有留饮。

中风发热，六七日不解而烦，有表里症，渴欲饮水，水入则吐者，名曰水逆，胸中有水，则不能容水矣。五苓散主之。桂枝治表，余四味治里。多饮暖水，汗出愈。表里俱到。

本以下之，故心下痞，与泻心汤。痞不解，其人渴而口燥烦，小便不利者，五苓散主之。治痞而痞不解，反渴，则为水停心下之故，非痞也。

太阳病，寸缓、关浮、尺弱，皆为虚象。其人发热汗出，复恶寒，不呕，但心下痞者，此以医下之也。误治。如其不下者，病人不恶寒而渴者，此转属阳明也。此属实邪。小便数者，大便必硬，不更衣十日，无所苦也。渴欲饮水者，少少与之，但以法救之。随症施治，不执一端。渴者，与五苓散。如其渴不止，五苓散亦一法也。

霍乱，头痛，发热，身疼痛，热多欲饮水者，五苓散主之。此亦表里同治之法。

### 猪苓汤二

猪苓去皮　茯苓　泽泻　滑石碎　阿胶各一两

上五味，以水四升，先煮四味，取二升，去滓，纳阿胶，烊消，温服七合，日三。

阳明病，若脉浮发热，渴欲饮水，小便不利者，猪苓汤主之。此阳明之渴，故与五苓相近，而独去桂枝，恐助阳也。论中又云：阳明汗多而渴，不可与猪苓汤，以胃中燥，不可更利其小便也。

少阴病，下利六七日，咳而呕渴，心烦不得眠者，此汤主之。此亦热邪传少阴之症。盖少阴口燥口干，有大承气急下之法。今止呕渴，则热邪尚轻，故用此方，使热邪从小便出，其路尤近也。

## 文蛤散三

文蛤五两

上一味，为散，以沸汤和一方寸匕服，汤用五合。

病在阳，应以汗解之，反以冷水潠之，若灌之，其热被劫不得去，弥更益烦，肉上粟起，寒在肉中。意欲饮水，反不渴者，服文蛤散。此热结在皮肤肌肉之中，不在胃口，故欲饮而不渴。文蛤取其软坚逐水。若不瘥者，与五苓散。不应，则表里同治。

## 茯苓甘草汤四

茯苓二两　桂枝二两，去皮　甘草一两，炙　生姜三两

上四味，以水四升，煮取二升，分温三服。

伤寒，汗出而渴者，五苓散主之。桂枝止汗，余四味止渴。不渴者，茯苓甘草汤主之。此方之义，从未有能诠释者。盖汗出之后，而渴不止，与五苓，人所易知也。乃汗出之后，并无渴症，又未指明别有何症，忽无端而与茯苓甘草汤，此意何居？要知此处汗出二字，乃发汗后汗出不止也。汗出不止，则亡阳在即，当与以真武汤；其稍轻者，当与以茯苓桂枝白术甘草汤；更轻者，则与以此汤。何以知之？以三方同用茯苓知之。盖汗大泄，必引肾水上泛，非茯苓不能镇之，故真武则佐以附子回阳。此二方，则以桂枝、甘草敛汗，而茯苓则皆以为主药。此方之义，不了然乎？观下条心悸，治法益明。

伤寒，厥而心下悸者，宜先治水，水犯心则悸。当服茯苓甘草汤，《本草》：茯苓治心下结痛、恐悸。却治其厥。不尔，水渍入胃，必作利也。

# 四逆汤类十

## 四逆汤一

甘草二两，炙　干姜一两半　附子一枚，生用，去皮，破八片

上三味，以水三升，煮取一升二合，去滓，分温再服。强人可大附子一枚，常人则取中者，小者可知。干姜三两。

按：方名四逆，必以之治厥逆。论云：厥者，阴阳气不顺接，手足逆冷是也。凡论中言脉沉、微、迟、弱者，则厥冷不待言而可知。此方温中散寒，故附子用生者。四逆、理中，皆温热之剂。而四逆一类，总不离干姜以通阳也，治宜下焦；理中一类，总不离白术以守中也，治宜中焦。余药皆相同，而功用迥别。

伤寒脉浮，自汗出，小便数，心烦，微恶寒，脚挛急，反与桂枝汤攻其表，此误也。得之便厥，咽中干，烦燥吐逆者，作甘草干姜汤与之，以复其阳。若厥愈足温者，更作芍药甘草汤与之，其脚即伸。若胃气不和，谵语，少与调胃承气汤。以上义详杂方条内。若重发汗，复加烧针者，四逆汤主之。阴阳两虚之后，又复竭其阳，非此汤不能挽回阳气。

伤寒，医下之，续得下利，清谷不止，身疼痛者，急当救里；后身疼痛，清便自调者，急当救表。救里宜四逆汤，救表宜桂枝汤。说详前桂枝条内。

病发热头疼，此乃表邪。脉反沉，见里脉。若不瘥，身体疼痛，当救其里，宜四逆汤。身体疼痛，阴阳二症皆有之。今脉沉而疼痛，虽发热，亦是里寒外热之症，故用四逆。

脉浮而迟，表热浮。里寒，迟。下利清谷者，四逆汤主之。

自利不渴者，属太阴，以其脏有寒故也。明所以不渴之故。当温之，宜四逆辈。有寒则不渴。则知渴者，皆当作热治。不曰四逆汤，而曰四逆辈，凡温热之剂，皆可选用。

少阴病，脉沉者，急温之，病与脉相合，则温不可迟。宜四逆汤。

少阴病，饮食入口则吐，心中温温欲吐，复不能吐。此二句指不食

之时言。此与少阳之呕，当有分别，宜以他症验之。**始得之，手足寒，脉弦迟者，**此胸中实，始得言病方起，脉弦则有力，故知为实。**不可下也，**欲吐则病在上焦，下之为逆。**当吐之。**在上者，因而越之，此少阴宜吐之法。**若膈上有寒饮，干呕者，**干呕无物，则知其为饮矣。**不可吐也，当温之。**寒饮无实物，温之则寒散，而饮亦去矣。凡治饮皆用温法。**宜四逆汤。**

  **大汗出，热不去，内拘急，四肢疼，**以上皆外症，其疼亦属阴疼。**又下利清谷，**厥逆而恶寒者，三者皆虚寒内症。**四逆汤主之。**

  按：此条诸症，皆属阴寒，固为易辨。惟热不去三字，则安知非表邪未尽，即恶寒，亦安知非太阳未罢之恶寒。惟下利厥逆，则所谓急当救里，不论其有表无表，而扶阳不可缓矣。

  **大汗，若大下利而厥冷者，四逆汤主之。**汗下后而厥冷，则虚寒极矣。

  **呕而脉弱，小便复利，身有微热，见厥者难治，**亦外热内虚寒之故。**四逆汤主之。**

  **吐利汗出，发热恶寒，四肢拘急，手足厥冷者，四逆汤主之。**

  **既吐且利，小便复利，而大汗出，下利清谷，内寒外热，脉微欲绝者，四逆汤主之。**

  以上五条，皆系汗下之后，阳气大虚，故虽外有微热，而总以扶阳为急。大小便俱利，则内阳亦尽矣，不仅手足逆冷为阳微之验也。

## 四逆加人参汤二

  四逆汤原方加人参一两

  煎服法同。

  **恶寒，脉微而复利，**利止亡血也。按：亡阴即为亡血，不必真脱血也。成无己注引《金匮玉函》曰水竭则无血，谓利止则津液内竭。**四逆加人参汤主之。**加参以生津液。

## 通脉四逆汤三

  甘草二两，炙 干姜三两，强人四两 附子一枚，生用

  上三味，以水三升，煮取一升二合，去滓，分温再服，其脉即出者愈。面色赤者，加葱九茎；腹中痛者，去葱，加芍药二两；呕者，加生姜二两；咽痛者，去芍药，加桔梗一两；利止脉不出者，去桔

梗，加人参二两。<sub></sub>补益津液。

少阴病，下利清谷，里寒外热，<sub></sub>寒逼阳于外。手足厥逆，<sub></sub>外症。脉微欲绝，<sub></sub>内症。身反不恶寒，<sub></sub>寒邪已入里。其人面色赤，<sub></sub>阳越。或腹痛，或干呕，或咽痛，<sub></sub>阳升。或利止脉不出者，通脉四逆汤主之。其脉即出者愈。<sub></sub>诸症或阳或阴，乃闭塞不通之故，用辛温通阳之品以治之。其兼症不同，详加减法。

下利清谷，里寒外热，汗出而厥者，<sub></sub>汗出而厥，阳有立亡之象。通脉四逆汤主之。

## 通脉四逆加猪胆汁汤四

通脉四逆原方加猪胆汁<sub></sub>半合

煎如前法，煎成，纳猪胆汁，温服，其脉即出。<sub></sub>猪胆汁苦滑之极，引药直达下焦。

吐已下断，<sub></sub>利止也。汗出而厥，四肢拘急不解，脉微欲绝者，通脉四逆加猪胆汁汤主之。

## 干姜附子汤五

干姜<sub></sub>一两　附子<sub></sub>一枚，生用，去皮，切八片

上二味，以水三升，煮取一升，去渣，顿服。

下之后，复发汗，<sub></sub>先竭其阴，后竭其阳。昼日烦躁不得眠，夜而安静，<sub></sub>阳虚有二症，有喜阳者，有畏阳者。大抵阴亦虚者畏阳，阴不虚者喜阳。此因下后阴亦虚，故反畏阳也。不呕不渴，无表证，脉沉微，身无大热者，<sub></sub>此邪已退，而阳气衰弱，故此用姜附回阳。干姜附子汤主之。

## 白通汤六

干姜附子汤原方加葱白<sub></sub>四茎

煎服法照前。

少阴病，下利，白通汤主之。<sub></sub>此专治少阴之利，用葱白所以通少阴之阳气。

### 白通加猪胆汁汤七

白通汤原方加人尿五合　猪胆汁一合

上三味，以水三升，煮取一升，去渣，纳胆汁、人尿，和令相得，分温再服。无胆汁亦可。

少阴，下利脉微者，与白通汤。利不止，厥逆无脉，干呕烦者，无脉厥逆，呕而且烦，则上下俱不通，阴阳相格，故加猪胆、人尿，引阳药达于至阴而通之。《内经》所云反佐以取之是也。白通加猪胆汁汤主之。服汤，脉暴出者死，微续者生。暴出，乃药力所迫，药力尽则气仍绝。微续，乃正气自复，故可生也。《少阴篇》云：少阴病，下利不止，恶寒而踡卧，手足温者可治。则又当以手足之温，验其阳之有无也。前云其脉即出者愈，此云暴出者死，盖暴出与即出不同。暴出，一时出尽；即出，言服药后，少倾即徐徐微续也。须善会之。

### 茯苓四逆汤八

茯苓四两。一本作六两　人参一两　附子一枚，生用　甘草二两，炙
干姜一两半

上五味，以水五升，煮取三升，去滓，温服七合，日三服。

发汗，若下之，病仍不解，烦躁者，此阳气不摄而烦，所谓阴烦也。然亦必参以他症，方不误认为栀子汤症。茯苓四逆汤主之。《本草》：茯苓治逆气烦满。

### 四逆散九

甘草炙　枳实　柴胡　芍药

上四味，各十分，捣筛，白饮和服方寸匕，日三服。咳者，加五味子、干姜各五分，并主下利；悸者，加桂枝五分；小便不利者，加茯苓五分；腹中痛者，加附子一枚，炮令坼；泄利下重者，先以水五升，煮薤白，取三升，去渣，以散三方寸匕，纳汤中，煮取一升半，分温再服。《别录》：薤白，主温中散结。

少阴病，四逆，其人或咳，或悸，或小便不利，或腹中痛，或泄利下重者，此乃少阴传经之热邪，并无脉微恶寒等阴症。即下利一端，并非清

谷，而反下重，故不得用温热。**四逆散主之。**疏邪通气。同名四逆，与前诸法迥殊。诸兼症皆在加减中。

### 当归四逆汤十

当归　桂枝　芍药　细辛各三两　甘草　通草各二两　大枣二十五枚

上七味，以水八升，煮取三升，温服一升，日三服。

### 当归四逆加吴茱萸生姜汤十一

当归　甘草　通草各二两　芍药　桂枝　细辛各三两　大枣二十五枚　吴茱萸二升　生姜半斤

上九味，以水六升，清酒六升，和煮取五升，去渣，分温五服。

**手足厥寒，脉细欲绝者，当归四逆汤主之。**此四逆乃太阳传经之邪，而表症犹未罢。因阳气已虚，故用桂枝汤，加当归和血，细辛温散，以和表里之阳也。**若其人内有久寒者，宜当归四逆加吴茱萸生姜汤主之。**内有久寒，指平素言。必从问而得之，或另有现症，乃为可据。吴茱萸温中散寒，其性更烈。

按：前四逆诸法，皆主于温，此二方则温中兼通阳和阴之法。

**下利脉大者，虚也，**凡症虚而脉反大者，皆元气不固也。**以其强下之故也。**推求所以致虚之故。**设脉浮革，**《辨脉法篇》云：脉弦而大，弦则为减，大则为芤，减则为寒，芤则为虚，虚寒相搏，此名为革。**因而肠鸣者，**肠鸣亦气不通和之故。**属当归四逆汤主之。**

# 理中汤类十一

## 理中丸一

人参　甘草　白术　干姜各三两

上四味，捣筛为末，蜜和为丸，如鸡子黄大。以沸汤数合，和一丸，研碎，温服之，日三四服，夜二服。腹中未热，益至三四丸，然不及汤。理中丸与汤本属一方。方法以四物依两数切，用水八升，煮取三升，去渣，温服一升，日三服。急则用汤。若脐上筑者，肾气动也，去术，加桂四两；即欲作奔豚，桂枝加桂之法。吐多者，去术，加生姜二两；有干姜而复加生姜，知干姜不治呕也。下多者，还用术；术能止利。悸者，加茯苓二两；悸为心下有水，故用茯苓。渴欲饮水者，加术，足前成四两半；消饮生津。腹中痛者，加人参，足前成四两半；此痛因气不足之故。《别录》云：人参治心腹鼓痛。寒者，加干姜，足前成四两半；腹满者，去术，加附子一枚。此腹满乃阳气不充之故。服汤后，如食顷，饮热粥一升许，微自温，勿揭衣被。桂枝汤之饮热粥，欲其助药力以外散。此饮热粥，欲其助药力以内温。

霍乱，头痛发热，身疼痛，论中又云：呕吐而利，名曰霍乱。又云：头痛则身疼，恶寒吐利，名曰霍乱。合观之，则霍乱之症始备，盖亦伤寒之类。后人以暑月之吐利当之，而亦用理中，更造为大顺散者，皆无稽之论也。热多欲饮水者，五苓散主之。此热胜寒之霍乱。寒多不用水者，理中汤主之。此寒胜热之霍乱。

按：霍乱之症，皆由寒热之气不和，阴阳拒格，上下不通，水火不济之所致。五苓所以分其清浊，理中所以壮其阳气，皆中焦之治法也。

大病瘥后，喜唾，胃液不藏，兼有寒饮。久不了了，胃上有寒，当以丸药理之，当缓治之。宜理中丸。

## 真武汤二

茯苓　芍药　生姜各三两　白术二两　附子一枚，炮上五味，以水八升，煮取三升，去渣，温服七合，日三服。若嗽者，加五味子半升，细辛、干姜各一两；若小便利者，去茯苓；若下利者，去芍药，加干姜二两；此即下利清谷之类，故去芍药加干姜；若热利，则芍药又为要药也，须审之。若呕者，去附子，加生姜，足前成半斤。

太阳病，发汗，汗出不解，太阳病，乃桂枝症也。其发汗，当取微似汗，则卫气泄而不伤营。若发汗太过，劲其营血，大汗虽出，而卫邪反内伏，所以病仍不解。观前桂枝汤条下服法，可推而知也。其人仍发热，表邪仍在。心下悸，下焦肾水，因心液不足，随阳而上犯。头眩，身𥆧动，振振欲擗地者，阳气泄，则虚浮无依着。真武汤主之。此方镇伏肾水，挽回阳气。

少阴病，二三日不已，至四五日，腹痛，小便不利，四肢沉重疼痛，自下利者，以上湿邪之症。此为有水气，水亦湿也。其人或咳，或小便利，或下利，或呕者，此四症或有或无，方中加减法俱详。真武汤主之。此方因发汗不合法，上焦之津液干枯，肾水上救，以此镇肾气，治逆水，不专为汗多亡阳而设。治亡阳之方，诸四逆汤，乃正法也。

### 附子汤三

附子二枚，炮　茯苓三两　人参二两　白术四两　芍药三两

上五味，以水八升，煮取三升，去滓，温服一升，日三服。

少阴病，得之一二日，口中和，寒邪已微。其背恶寒者，当灸之。但背恶寒，则寒邪聚于一处，故用灸法。按：白虎加人参汤，亦有背微恶寒之症，乃彼用寒凉，此用温热，何也？盖恶寒既有微甚之不同，而其相反处，全在口中和与口燥渴之迥别。故欲知里症之寒热，全在渴、不渴辨之，此伤寒之要诀也。附子汤主之。此乃病已向愈，正气虚，而余寒尚存之证也。

少阴病，身体疼，手足寒，骨节痛，脉沉者，附子汤主之。此亦虚寒余症。

### 甘草附子汤四

甘草二两，炙　白术二两　桂枝四两　附子二枚，炮

上四味，以水六升，煮取三升，去渣，温服一升，日三服，初服，得微汗则解。即服桂枝汤。论中所云：风湿发汗，汗大出者，但风气去，

湿气在，是故不愈也。治风湿者发其汗，但微微似欲出汗者，风湿俱去也。能食，汗出复烦者，尚有余邪郁而未尽。服五合，恐一升多者，服六七合为始。此言初服之始。

风湿相搏，骨节疼烦，掣痛不得屈伸，近之则痛剧，汗出短气，小便不利，恶风不欲去衣，或身微肿者，此汤主之。此段形容风湿之状，病情略备。

### 桂枝附子汤五

桂枝四两　附子三枚，炮，去皮，切八片　甘草二两　生姜三两　大枣十二枚

上五味，以水六升，煮取二升，去滓，分温三服。

按：此即桂枝去芍药加附子汤。但彼桂枝用三两，附子用一枚，以治下后脉促胸满之症。此桂枝加一两，附子加二枚，以治风湿身疼脉浮涩之症。一方而治病迥殊，方名亦异。彼编入桂枝汤类，此编入理中汤类。细思之，各当其理，分两之不可忽如此，义亦精矣。后人何得以古方，轻于加减也。

### 桂枝附子去桂加白术汤六

白术四两　甘草二两　附子三枚，炮　生姜三两　大枣十二枚

上五味，以水六升，煮取二升，去滓，分温三服。初服，其人身如痹，半日许复服之，三服尽，其人如冒状，勿怪。此以附、术并走皮内，逐水气，附、术并力，则逐水之功愈矣。未得除，故使之耳，法当加桂四两。此即前桂枝附子汤。此本一方二法，以大便硬，小便自利，去桂也。以大便不硬，小便不利，当加桂。观此条，知桂枝能通小便，故五苓散用之。附子三枚恐多也，虚弱家及产妇，宜减服之。附子能劫阴气。

伤寒八九日，风湿相搏，身体疼烦，不能自转侧，湿则身重。不呕不渴，湿而兼寒。脉虚浮而涩者，内外之阳俱虚。桂枝附子汤主之。若其人大便硬，小便自利者，去桂加白术汤主之。白术生肠胃之津液。

### 茯苓桂枝白术甘草汤七

茯苓四两　桂枝三两，去皮　白术　甘草各二两，炙

上四味，以水六升，煮取三升，去渣，分温三服。

伤寒若吐、若下后，心下逆满，气上冲胸，起则头眩，脉沉紧，发汗则动经，身为振振摇者，此汤主之。此亦阳虚而动肾水之症，即真武症之轻者，故其法亦仿真武之意。

## 芍药甘草附子汤八

芍药　甘草各三两　附子一枚，炮，去皮，破八片

上三味，以水五升，煮取一升五合，去渣，分温三服。

发汗，病不解，反恶寒者，虚故也，此汤主之。甘草附子加芍药，即有和阴之意，亦邪之甚轻者。

## 桂枝人参汤九

桂枝四两　甘草四两，炙　白术　人参　干姜各三两

上五味，以水九升，先煮四味，取五升，纳桂，更煮取三升，桂独后煮，欲其于治里症药中越出于表，以散其邪也。去渣，温服一升，日再，夜一服。

太阳病，外症未除，而数下之，下之太早又多。遂协热而利，利下不止，邪陷入里。心下痞硬，邪在上焦，犹属半表。表宜桂枝。里宜余四味。不解，桂枝人参汤主之。此必数下之后，而现虚症，故虽协热，而仍用温补。

# 杂法方类十二

**赤石脂禹余粮汤**一<small>论中有汗家重发汗，必恍惚心乱，小便已，阴疼，与禹余粮丸。疑即此为丸。</small>

赤石脂　禹余粮<small>各一斤</small>

上二味，以水六升，煮取二升，去滓，分温三服。<small>二石同煎，方中绝少。</small>

伤寒服汤药，下利不止，心下痞硬，服泻心汤已，复以他药下之，利不止，<small>一误再误。</small>医以理中与之，利益甚。理中者，理中焦也，此利在下焦，<small>下药太过，则大肠受伤。</small>赤石脂禹余粮汤主之。<small>以涩治脱。</small>复利不止，当利其小便。<small>分其清浊，则便自坚。</small>

**炙甘草汤**二<small>又名复脉汤。</small>

甘草<small>四两，炙</small>　生姜<small>三两</small>　人参<small>二两</small>　生地黄<small>一斤</small>　桂枝<small>三两</small>　麦门冬<small>半斤</small>　阿胶<small>二两</small>　麻仁<small>半斤</small>　大枣<small>三十枚</small>

上九味，以清酒七升，水八升，先煮八味，取三升，去渣，纳胶，烊消尽，温服一升，日三服。

伤寒脉结代，<small>脉来缓，而时一止，复来，曰结；脉来动而中止，不能自还，因而复动，曰代。几动一息，亦曰代。皆气血两虚而经隧不通、阴阳不交之故。</small>心动悸，<small>心主脉，脉之止息，皆心气不宁之故。</small>炙甘草汤主之。<small>此治伤寒邪尽之后，气血两虚之主方也。《活人书》云：阴盛则结，阳盛则促。</small>

**甘草干姜汤**三

甘草<small>四两，炙</small>　干姜<small>二两，炮</small>

上二味，以水三升，煮取一升五合，去滓，分温再服。

### 芍药甘草汤四

芍药四两　甘草四两

上二味，以水三升，煮取一升五合，去滓，分温再服。

伤寒脉浮，自汗出，小便数，心烦，微恶寒，以上俱似桂枝症。脚挛急，里虚之象，只此一症，决非桂枝症矣。凡辨症，必于独异处着眼。反与桂枝汤，欲攻其表，此误也。得之便厥，咽中干，烦燥吐逆者，有阳越之象。作甘草干姜汤与之，以复其阳。若厥愈足温者，更作芍药甘草汤与之，其脚即伸。此汤乃纯阴之剂，以复其阴也，阴阳两和而脚伸矣。若胃气不和，谵语者，留邪在中焦。少与调胃承气汤。若重发汗，复加烧针者，四逆汤主之。详见四逆汤条下。

问曰：证象阳旦，《活人书》云：桂枝汤加黄芩，曰阳旦。成无己云：即桂枝汤别名。按法治之而增剧，厥逆，咽中干，两胫拘急而谵语，以上言按法用方，而病不应手，其故安在？师言：夜半手足当温，两脚当伸。后如师言，何以知之？答曰：寸口脉浮而大，浮则为风，大则为虚。风则生微热，虚则两胫挛。病证象桂枝，因加附子参其间，桂枝加附子汤。增桂令汗出。附子温经，亡阳故也。厥逆，两胫拘急，即阳亡之兆。厥逆，咽中干，烦燥，阳明内结，阳越在上。谵语烦乱，更饮甘草干姜汤。通纳阳气。夜半阳气还，两足当热，胫尚微拘急，重与芍药甘草汤。阳复而阴又虚，以此养阴气。尔乃脚伸，以承气汤微溏，则止其谵语，以涤阳明所结之余邪。故知病可愈。

病证象桂枝句以下，历叙治效，以明用药之次第当如此。盖病证既多，断无一方能治之理，必先分证而施方。而其先后之序又不可乱，其方有前后截然相反者，亦不得以错杂为嫌。随机应变，神妙无方，而又规矩不乱，故天下无不可愈之疾。后人欲以一方治诸症，又无一味中病之药，呜呼！难哉。

### 茵陈蒿汤五

茵陈蒿六两　栀子十四枚　大黄二两

上三味，以水一斗，先煮茵陈，减六升，茵陈为主药。纳二味，煮取三升，去滓，分温三服。小便当利，尿如皂角汁状，色正赤，一宿腹减，病从小便去也。先煮茵陈，则大黄从小便出，此秘法也。

阳明病，发热汗出者，此为热越，不能发黄也。但头汗出者，身无汗，剂颈而还，小便不利，渴欲饮水者，此为瘀热在里，身必发黄，茵陈汤主之。《本草》：茵陈，主热结黄疸。

伤寒七八日，身黄如橘子色，小便不利，腹微满者，阳明瘀热。茵陈汤主之。

### 麻黄连轺赤小豆汤六

麻黄二两，去节　连轺二两　赤小豆一升　生梓白皮一升　杏仁四十枚　甘草二两　生姜二两　大枣十二枚

上八味，以潦水一斗，无根之水。先煮麻黄，再沸，去上沫，纳诸药，煮取三升，去滓，分温三服，半日服尽。连轺即连翘根，气味相近，今人不采，即以连翘代可也。

伤寒瘀热在里，身必发黄，此汤主之。前方欲黄从下解，此方欲黄从汗解，乃有表无表之分也。

### 麻黄升麻汤七

麻黄二两半　升麻一两一分　当归一两一分　知母　黄芩　葳蕤各十八铢　白术　石膏　干姜　芍药　天冬　桂枝　茯苓　甘草各六铢

上十四味，以水一斗，先煮麻黄一两沸，去上沫，纳诸药，煮取三升，去滓，分温三服。相去如炊三斗米顷，令尽，汗出愈。

伤寒六七日，大下后，寸脉沉而迟，手足厥逆，下部脉不至，咽喉不利，唾脓血，泄利不止者，皆上热下寒之症。为难治，此汤主之。此乃伤寒坏症，寒热互见，上下两伤，故药亦照症施治。病症之杂，药味之多，古方所仅见，观此可悟古人用药之法。

### 瓜蒂散八

瓜蒂熬黄　赤小豆各一分

上二味，各别捣筛，为散已，合治之，取一钱匕，以香豉一合，用热汤七合，煮作稀糜，去渣，和散，温顿服之。不吐者，少少加，得快吐乃止。诸亡血虚家，不可与之。此即论中所云吐法也。栀子豉汤治虚烦，非专引吐，此方则专于引吐而已。

病如桂枝症，头不痛，项不强，寸脉微浮，胸中痞硬，气上冲咽

喉，不得息者，此为胸中有寒也，寒必兼饮。当吐之，在上者越之。宜瓜蒂散。《本草》：瓜蒂，病在胸腹中，皆吐下之。

病人手足厥冷，脉乍紧者，邪结在胸中，所以阳气不能四达。心中满而烦，饥不能食者，病在胸中，当须吐之，宜瓜蒂散。

### 吴茱萸汤九

吴茱萸一升，洗　人参三两　生姜六两　大枣十二枚

上四味，以水七升，煮取二升，去渣，温服七合，日三服。

食谷欲呕者，必食谷而呕，受病在纳谷之处，与干呕迥别。属阳明也，吴茱萸汤主之。得汤反剧者，属上焦也。上焦指胸中，阳明乃中焦也。

少阴病，吐利，手足逆冷，烦燥欲死者，吴茱萸汤主之。此胃气虚寒症。

干呕，吐涎沫，吐涎沫，非少阳之干呕。然亦云干呕者，谓不必食谷而亦呕也。头痛者，阳明之脉上于头。吴茱萸汤主之。此胃中有寒饮之症。

### 黄连阿胶汤十

黄连四两　黄芩一两　芍药二两　阿胶三两　鸡子黄二枚

上五味，以水六升，煮三物，取二升，去渣，纳胶烊尽，小冷，纳鸡子黄，小冷而纳鸡子黄，则不至凝结而相和。搅令相得，温服七合，日三服。

少阴病，得之二三日以上，心中烦，不得卧，此汤主之。此少阴传经之热邪，扰动少阴之气，故以降火养阴为治，而以鸡子黄引药下达。

### 桃花汤十一

赤石脂一斤，一半全用，一半筛末　干姜一两　粳米一升

上三味，以水七升，煮米令熟，去渣，纳赤石脂末方寸匕，温服七合，日三服。若一服愈，余勿服。兼末服，取其留滞收涩。

少阴病，下利，便脓血，寒热不调，则大肠为腐，故成脓血，与下利清谷绝不同。桃花汤主之。《本草》：赤石脂，疗下利赤白。

少阴病，二三日至四五日，腹痛，小便不利，下利不止，便脓血

者，桃花汤主之。

## 半夏散及汤十二

半夏洗　桂枝去皮　甘草炙

上三味，等分，各别捣筛已，合治之，白饮和服方寸匕，日三服。若不能散服者，以水一升，煎七沸，纳散两方寸匕，更煎三沸，下火，令小冷，少少咽之。治上之药，当小其剂。

少阴病，咽中痛，足少阴之脉，循喉咙，挟舌本。半夏散及汤主之。《本草》：半夏治喉咽肿痛，桂枝治喉痹。此乃咽喉之主药，后人以二味为禁药，何也？

## 猪肤汤十三

猪肤一斤

上一味，以水一斗，煮取五升，去渣，加白蜜一升，白粉五合，当是米粉。熬香和令相得，温分六服。

少阴病，下利咽痛，胸满心烦者，此亦中焦气虚，阴火上炎之症。猪肤汤主之。以甘咸纳之。

## 甘草汤十四

甘草二两

上一味，以水三升，煮取一升五合，去滓，温服七合，日二服。

## 桔梗汤十五

桔梗一两　甘草二两

上二味，以水三升，煮取一升，去渣，分温再服。

少阴病，二三日，咽痛者，可与甘草汤。大甘为土之正味，能制肾水越上之火。不瘥，与桔梗汤。佐以辛苦开散之品，《别录》云：疗咽喉痛。

## 苦酒汤十六

半夏十四枚　鸡子一枚，去黄

上二味，纳半夏，着苦酒中，以鸡子壳置刀环中，安火上，令三沸，此等煮法，必有深意，疑即古所云禁方也。去渣，少少含咽之。不瘥，更作三剂。

少阴病，咽中伤，生疮，疑即阴火喉癣之类。不能言语，声不出者，苦酒汤主之。咽中生疮，此必迁延病久，咽喉为火所蒸腐，此非汤剂之所能疗，用此药敛火降气，内治而兼外治法也。

## 乌梅丸十七

乌梅三百枚　细辛六两　干姜十两　当归四两　黄连一斤　附子六两，炮，去皮　蜀椒四两，去汗　桂枝六两，去皮　人参六两　黄柏六两

上十味，异捣筛，合治之，以苦酒浸乌梅一宿，去核，蒸之五升米下，饭熟捣成泥，和药令相得，纳臼中，与蜜杵二千下，丸如梧桐子大。先食饮服十丸，日三服，稍加至二十丸。禁生冷、滑物、臭食等。

伤寒脉微而厥，至七八日肤冷，阳气不卫。其人躁无暂安时者，此为脏厥，此症不治。非蛔厥也。蛔厥者，其人当吐蛔。今病者静而复时烦，此为脏寒，蛔上入其膈，故烦，须臾复止，得食而呕，又烦者，蛔闻食臭出，其人当自吐蛔。蛔厥者，乌梅丸主之。又主久利。此治久痢之圣方也。其能治蛔，诸药之性，当于《神农本草》中细细审辨，诸方尽然，不复一一俱载。

## 白头翁汤十八

白头翁二两　黄连　黄柏　秦皮各三两

上四味，以水七升，煮取二升，去滓，温服一升，不愈，更服一升。

热利下重者，白头翁汤主之。凡下重，皆属于热。

下利，欲饮水者，以有热故也，白头翁汤主之。

## 牡蛎泽泻散十九

牡蛎　泽泻　蜀漆<sub>洗去腥</sub>　栝楼根　葶苈子　商陆根<sub>熬</sub>　海藻<sub>洗去</sub>盐。以上各等分

上七味，异捣，下筛为散，更入臼中杵之，白饮和服方寸匕。小便利，止后服。

大病瘥后，从腰以下有水气者，<sub>水流向下。</sub>牡蛎泽泻散主之。<sub>此治水病之主方。</sub>

## 蜜煎导方二十

蜜<sub>七合</sub>

上一味，于铜器内微火煎，凝如饴状，搅之勿令焦灼，俟可丸，并手捻作锭，令头锐，大如指，长二寸许，当热时急作，冷则硬，以纳谷道中，以手急抱，欲大便时，乃去之。

## 猪胆汁方二十一

大猪胆<sub>一枚，泻汁</sub>

和醋少许，以灌谷道中，如一食顷，当大便出宿食恶物，甚效。

阳明病，自汗出，若发汗，小便自利者，此乃津液内竭，虽硬，不可攻之，当须自欲大便，<sub>须，待也，言必待其自欲大便，而后用此法。</sub>宜蜜煎导而通之。若土瓜根及大猪胆汁，皆可为导。

## 烧裈散二十二

上取妇人中裈近阴处，剪烧灰，以水和服方寸匕，日三服，小便即利，阴头微肿则愈。妇人病，取男子裈裆烧灰。<sub>引其邪火从阴处出也。</sub>

伤寒阴阳易之为病，<sub>病方愈而交接，则感其余热而生疾。</sub>其人身体重，少气，少腹里急，或引阴中拘挛，热上冲胸，头重不欲举，眼中生花，膝胫拘急者，烧裈散主之。

# 六经脉证

欲读《伤寒论》，必先识六经之本证，然后论中所称太阳、阳明等病，其源流变态，形色脉象，当一一备记，了然于心，然后其症之分并、疑似及用药加减异同之故，可以晓然，不致眩惑贻误，故备录于左。

太阳病，脉浮，头项强痛而恶寒。

尺寸俱浮者，太阳受病也。其脉上连风府，故头项痛，腰脊强。

发热，汗出，恶风，脉缓者，名曰中风。

恶寒，体痛，呕逆，脉阴阳俱紧者，名曰伤寒。

发热恶寒者，发于阳也；无热恶寒者，发于阴也。发于阳者，七日愈；发于阴者，六日愈。以阳数七、阴数六也。

阳明中风，口苦咽干，腹满微喘，发热恶寒，脉浮而紧。恶寒，未离太阳也。

阳明病，若能食，名中风；不能食，名中寒。

尺寸俱长者，阳明受病也。其脉侠鼻络于目，故身热，目疼，鼻干，不得卧。

阳明外证，身热，汗自出，不恶寒，反恶热也。

阳明脉大。以上皆阳明之经病。

有太阳阳明，有正阳阳明，有少阳阳明。

太阳阳明者，脾约是也。

少阳阳明者，发汗、利小便已，胃中燥烦实，大便难是也。

阳明之为病，胃家实也。此乃正阳阳明。

阳明居中，土也，万物所归，无所复传，始虽恶寒，二日自止。此为阳明病也。

少阳之为病，口苦，咽干，目眩也。

尺寸俱弦者，少阳受病也。其脉循胁络于耳，故胸胁痛而耳聋。

少阳中风，两耳无所闻，目赤，胸中满而烦者，不可吐下，吐下则悸而惊。

伤寒，脉弦细，头痛发热者，属少阳。

三阳合病，脉浮大，上关上，但欲眠睡，目合则汗。内热已极。

伤寒六七日，无大热，外热轻，则内热重。其人烦燥者，此为阳去入阴也。

伤寒三日，三阳为尽，三阴当受邪。其人反能食而不呕，此为三阴不受邪也。

太阴之为病，腹满而吐，食不下，自利益甚，时腹自痛。

尺寸俱沉细者，太阴受病也。其脉布胃中，络于嗌，故腹满而嗌干。

伤寒脉浮而缓，手足自温者，系在太阴。

自利不渴者，属太阴，以脏有寒故也，当温之，宜服四逆辈。少阴自利而渴，寒在下焦也。此自利不渴，寒在中焦也。

少阴之为病，脉微细，但欲寐也。卫气行于阳则寤，行于阴则寐。

少阴病，欲吐不吐，心烦，但欲寐，五六日，自利而渴者，属少阴。

尺寸俱沉者，少阴受病也。以其脉贯肾络于肺，系舌本，故口燥舌干而渴。

厥阴之为病，消渴，气上撞心，心中疼热，饥而不欲食，食则吐蛔，下之利不止。

尺寸俱微缓者，厥阴受病也。以其脉循阴器，络于肝，故烦满而囊缩。

厥阴中风，脉微浮为欲愈，不浮为未愈。

六经脉证

# 别症变症 附：刺法

伤寒本症之外，有别症，有变症。别症者，其病与伤寒相类，而实非伤寒是也。变症者，伤寒本不当有此症，或因迁延时日，或因杂药误投，其病变态百出是也。其症不备，则必惊疑淆惑，而无所措手，故备录之，庶不致临症彷徨。

脏结　冷结　除中　伏气　晚发　痉　湿　风湿　湿温　温毒　暍　阴毒　阳毒　温病　热病　两感　风温　温疫　脚气　多眠　狐惑　百合　脏厥见乌梅丸条。尸厥见刺法。

## 脏结

脏结如结胸状，饮食如故，时时下利，寸脉浮，关脉小细沉紧，名曰脏结。舌上白苔滑者，难治。

脏结，无阳症，其人反静，舌上苔滑者，不可攻也。

病胁下素有痞，连在脐旁，痛引少腹，入阴经者，此名脏结，死。

脏结与结胸，皆下后邪气乘虚入里所致，热多与阳明相结，为结胸；寒多与阴相结，为脏结。故所现脉症，皆为阴象。舌上苔滑，则上焦亦寒，全无阳象，故曰难治，曰不可攻，然犹有治法。至素有痞疾，则中气已伤，连及脐旁少腹，并入阴经，则上下俱病，阴极阳竭，不死何待。

## 冷结

病者手足厥冷，言我不结胸，小腹满，按之痛者，此冷结在膀胱关元也。

## 除中

伤寒脉迟，六七日，而反与黄芩汤彻其热。脉迟为寒，今与黄芩汤，复除其热，腹中应冷，当不能食，今反能食，此名除中，必死。

微则为咳，咳则吐逆。下之则咳止，而利因不休。利不休，则胸中如虫啮，粥入则出，小便不利，两胁拘急，喘息为难，颈背相引，臂则不仁。极寒反汗出，身冷若冰，眼睛不慧，语言不休，而谷气多入，此为除中。口虽欲言，舌不得前。

伤寒，始发热六日，厥反九日而利。凡厥利者，当不能食，今反能食，恐为除中。<small>此病无治法。</small>

## 伏气

伏气之病，以意候之。今月之内，欲有伏气，假令旧有伏气，当须脉之。若脉微弱，当喉中痛，似伤寒，非喉痹也。病人云：实咽中痛。虽尔，今复欲下利。<small>《活人书》云：伏气之病，谓非时有暴寒中人，伏于少阴经。始不觉病，旬月乃发，脉便微弱，法先咽痛，似伤寒，非咽痹之病，次必下利。始用半夏桂枝甘草汤主之，次四逆散主之。此病只二日便瘥，古方谓之肾伤寒也。</small>

<small>甘草、半夏、桂心，等分，每服四钱匕，入生姜四片煎，放冷，少少含咽之。</small>

## 晚发

脉阴阳俱紧，至于吐利，其脉独不解。紧去人安，此为欲解。若脉迟，至六七日，不欲食，此为晚发，水停故也。为未解，食自可者，为欲解。<small>《活人书》：伤寒病，三月至夏为晚发。</small>

## 痉

太阳病，发热无汗，反恶寒者，名曰刚痉。<small>《金匮》治刚痉，用葛根汤、大承气汤。汤俱见前。</small>

太阳病，发热汗出，不恶寒者，名曰柔痉。<small>柔痉用栝楼桂枝汤。即桂枝汤加栝楼根二两。</small>

太阳病，发汗太多，因致痉。

太阳病，发热，脉沉而细者，名曰痉。<small>此言痉脉。</small>

病身热足寒，颈项强急，恶寒，时头热面赤，目脉赤，独头摇，卒口噤，背反张者，痉病也。<small>此言痉象。</small>

## 湿

太阳病，关节疼痛而烦，脉沉而细者，此名湿痹之候，其人小便不利，大便反快，但当利其小便。

湿家之为病，一身尽疼，发热，身色如似薰黄。

湿家下之，额上汗出，微喘，小便利者死。若下利不止者，亦死。

湿家下之，其人但头汗出，背强，欲得被覆向火。若下之早则哕，胸满，小便不利，舌上如苔者，以丹田有热，胸中有寒，渴欲得水，而不能饮，则口燥烦也。

湿家病，身上疼痛，发热，面黄而喘，头痛鼻塞而烦，其脉大，自能饮食，腹中和无病，病在头中寒湿，故鼻塞。纳药鼻中则愈。

## 风湿

问曰：风湿相搏，一身尽疼痛，法当汗出而解。值天阴雨不止，医云：此可发汗，汗之不愈者，何也？答曰：发其汗，汗大出者，但风气去，湿气在，是故不愈也。若治风湿者，发其汗，但微微似欲汗出者，风湿俱去也。此言治法。

病者一身尽疼，发热，日晡所剧者，此名风湿。此病伤于汗出当风，或久伤取冷所致也。

风湿，脉浮，肢体痛重，不可转侧，额上微汗，不欲去被，或身微肿。

## 湿温

两胫逆冷，胸腹满，多汗，头目痛苦，妄言，其脉阳濡而弱，阴小而急，不可发汗，治在太阴。见《活人书》。

## 温毒

冬时触冒疹毒，至春始发，肌肉发斑，瘾疹如锦纹，或咳嗽心闷，但呕清汁。见《活人书》。

## 暍

太阳中热者，暍是也。其人汗出恶寒，身热而渴也。

太阳中暍者，身热疼重，而脉微弱。此亦夏月伤冷水，水行皮中所致也。

太阳中暍者，发热恶寒，身重而疼痛，其脉弦细芤迟。小便已，洒洒然毛耸，手足逆冷，小有劳，身即热，口开，前板齿燥。若发汗，则恶寒甚；加温针，则发热甚；数下之，则淋甚。

## 阴毒

手足厥冷，背强，脐腹筑痛，咽痛，短气，呕吐，下利，身如被杖，或冷汗、烦渴，或甲指、面色青黑，烦躁而渴，脉沉细欲绝，而一息七至。宜灸气海、丹田三二百壮，或葱熨脐中。气海在脐下一寸五分，丹田在脐下二寸。

## 阳毒

发躁狂走，妄言，面赤，咽痛，身斑斑若锦纹。或下利赤黄，脉洪实滑促；或舌卷焦黑，鼻中如烟煤。宜用布渍冷水，搭于胸上，蒸热数换。《活人书》法。

## 温病

冬时受寒，藏于肌肤，至春而发。

## 热病

寒气至夏而发，俱与伤寒相似。

### 两感

太阳与少阴，阳明与太阴，少阳与厥阴。

### 风温

其人素伤于风，因复伤热，其脉尺、寸俱浮，头疼身热，常自汗出，体重而喘，四肢不收，嘿嘿但欲眠，发汗则谵语烦躁，状若惊痫。

### 温疫

一岁之中，男女老少之疾相似，其状不一。

### 脚气

头疼身热，肢体痛，大便秘，呕逆，脚屈弱。

### 多眠

有风温症，有少阴症，有小柴胡证，有狐惑症。

### 狐惑 此症治法详《金匮》。

状如伤寒，或伤寒后变症，默默欲眠，目不能闭，不欲饮食，面目乍白、乍赤、乍黑。虫食其喉为惑，其声嗄；蚀其肛为狐，其咽干。烂见五脏则死。当视其唇，上唇有疮，虫食其脏；下唇有疮，虫食其肛。多因下利而得，湿䘌之病亦相似。

### 百合 此症详《金匮》，治法亦备。

此亦伤寒变症，百脉一宗，悉致其病。百脉一宗，乃肺病也。故《金匮》用百合治之。其状欲食，复不能食，默默欲卧，复不能卧，欲行，复不能行，饮食或有美时，或有恶闻食臭时，如寒无寒，如热无热，小便赤，药入口即吐，如有神灵者。

## 刺法

古圣人治病之法，针灸为先，《灵》《素》所论，皆为针灸而设。即治伤寒，亦皆用针刺。《热病篇》所载是也。至仲景，专以汤剂治伤寒，尤为变化神妙。然亦有汤剂所必不能愈，而必用刺者，仲景亦不能舍此而为治。后人岂可不知！故另考明诸穴，以附于后。

## 尸厥

少阴脉不至，肾气微，少精血，奔气促迫，上入胸膈，宗气反聚，血结心下，阳气退下，热归阴股，与阴相动，令身不仁，此为尸厥。当刺期门、巨阙。见《平脉法》。

期门二穴，在第二肋端，不容穴傍，各一寸五分，上直两乳。足太阴、厥阴、阴维之会。举臂取之，刺入四分，灸五壮，肝募也。

巨阙一穴，在鸠尾下一寸，任脉气所发。刺入六分，留七呼，灸五壮。心募也。

伤寒，腹满谵语，寸口脉浮而紧，此肝乘脾也，名曰纵，刺期门。纵者，克其所胜，放纵不收也。

伤寒发热，啬啬恶寒，大渴欲饮水，其腹必满，自汗出，小便利，其病欲解，此肝乘肺也，名曰横，刺期门。横者，犯其所不胜，横逆犯上也。刺期门，皆所以泄肝之盛气，期门穴见前。

太阳与少阳并病，头项强痛，或眩冒，时如结胸，心下痞硬者，当刺大椎第一间、肺俞、肝俞。慎不可发汗，发汗则谵语，脉弦。五六日，谵语不止，刺期门。

大椎一穴，在第一椎陷者中，三阳督脉之会。刺入五分，灸九壮。

肺俞二穴，在第三椎下两旁，各一寸五分。刺入三分，留七呼，灸三壮。

肝俞二穴，在第九椎下两傍，各一寸五分。刺三分，留六呼，灸三壮。

太阳、少阳并病，心下硬，颈项强而眩者，当刺大椎、肺俞、肝俞，慎勿下之。

阳明病，下血谵语者，此为热入血室。但头汗出者，刺期门。随其热而泻之，濈然汗出者愈。此男子热入血室之症。妇人亦有之，见小柴胡条下。

凡治温病，可刺五十九穴。

《内经》热俞五十九，头上五行，行五者，以越诸阳之热逆也。大杼、膺俞、缺盆、背俞，此八者，以泻胸中之热也。气冲、三里、巨虚、上下廉，此八者，以泻胃中之热也。云门、髃骨、委中、髓空，此八者，以泻四支之热也。五脏俞旁五，此十者，以泻五脏之热也。凡此五十九穴者，皆热之左右也。

# 方剂索引

（按笔画排序）

伤寒论米大方

方剂索引

69